巻頭言

自動制御機能を備えた高性能な人工呼吸器が一般化した現代では、さまざまな換気様式、すなわち換気モード、そして特徴的な付加機能の組み合わせにより、人工呼吸の換気様式が複雑化していて、初学者が人工呼吸を学ぼうとする際の障壁になっているのは否めません。本書では、特に慎重な観察・判断を要する「設定を触るとき」に着目し、換気モードの基礎から実践を解説します。

第1章では、代表的な換気モードの必須知識と、それぞれのモードにおける設定の調節や変更にまつわるポイントを解説します。大事なところを「ビジュアル解説」でまとめていますので、波形をイメージしながら知識を身に付けてください。さらに、必要に応じて実際のグラフィックモニターの動きをチェックできるWEB解説動画も付いていますので、変更前後の波形の動きを繰り返し確認してみましょう。

第2章では、具体的なシーンにおける適切な設定変更とその注意点を症例ベースで解説しています。必ず押さえておきたいケースを取り上げているので、自分ならどんなふうに考え・行動するかを想定しながら読み進め、上級者の視点を学んでもらえればと思います。

実際のイメージがとらえやすいので、若手医師や、後輩指導や院内勉強会を行う中堅層、換気モードの知識をステップアップさせたい看護師にも役立つ内容です。第一線で活躍する執筆陣が、日々の臨床で培ったコツやポイント、アドバイスなどを大いに盛り込んでくださいました。ぜひお手元に置いてご活用いただけますと幸いです。

2023年5月

中根正樹

目次

動画だから"リアル"にわかる！
人工呼吸器の換気モードと設定変更

編著：中根正樹

本文デザイン／HON DESIGN　イラストレーター／ホンマヨウヘイ

編集・執筆者一覧

		所属	氏名
編集		山形大学医学部附属病院 教授 救急部長／高度集中治療センター長	**中根正樹**（なかね・まさき）
第1章	1	山形大学医学部附属病院 教授 救急部長／高度集中治療センター長	**中根正樹**（なかね・まさき）
	2 3 4	広島大学大学院 救急集中治療医学 准教授	**大下慎一郎**（おおしも・しんいちろう）
	5	JA広島総合病院 救急・集中治療科 集中治療部門	**岩田和佳奈**（いわた・わかな）
	6	同院 救急・集中治療科 集中治療部門 主任部長	**櫻谷正明**（さくらや・まさあき）
	7 8	東京都立広尾病院救命救急センター 部長／センター長	**中島幹男**（なかじま・みきお）
	9	自治医科大学附属病院 集中治療部 臨床助教	**齋藤俊祐**（さいとう・しゅんすけ）
		同院 集中治療部 講師	**方山真朱**（かたやま・しんしゅ）
	10	自治医科大学附属病院 集中治療部 臨床助教	**新里祐太朗**（しんざと・ゆうたろう）
		同院 集中治療部 講師	**方山真朱**（かたやま・しんしゅ）
	11	自治医科大学附属病院 集中治療部 臨床助教	**齋藤俊祐**（さいとう・しゅんすけ）
		同院集中治療部 講師	**方山真朱**（かたやま・しんしゅ）
	12	公益社団法人地域医療振興協会 練馬光が丘病院 総合救急診療科 集中治療部門	**稲田崇志**（いなだ・たかし）
		同院 総合救急診療科 集中治療部門	**片岡　惇**（かたおか・じゅん）
	13	公益社団法人地域医療振興協会 練馬光が丘病院 総合救急診療科 集中治療部門	**木庭　茂**（こば・しげる）
		同院 総合救急診療科 集中治療部門	**片岡　惇**（かたおか・じゅん）
	14	兵庫医科大学病院 臨床工学部	**礒本泰輔**（いそもと・たいすけ）
	15	同院 臨床工学部 部長	**木村政義**（きむら・まさよし）
第2章	1	社会医療法人きつこう会 多根総合病院 副看護部長／集中ケア認定看護師	**米倉修司**（よねくら・しゅうじ）
	2	順天堂大学医学部附属浦安病院 救急診療科 助教	**井上樹里**（いのうえ・じゅり）
		同院 救急診療科 先任准教授	**近藤　豊**（こんどう・ゆたか）
	3	地方独立行政法人 神戸市民病院機構 神戸市立医療センター 中央市民病院 麻酔科	**建部将夫**（たてべ・まさお）
		同院 救命救急センター EICU室長／医長	**瀬尾龍太郎**（せお・りゅうたろう）
	4	地方独立行政法人 神戸市民病院機構 神戸市立医療センター 中央市民病院 麻酔科 副医長	**大内謙二郎**（おおうち・けんじろう）
		同院 救命救急センター EICU室長／医長	**瀬尾龍太郎**（せお・りゅうたろう）
	5	国家公務員共済組合連合会 熊本中央病院 臨床工学科	**林久美子**（はやし・くみこ）
	6 7	地方独立行政法人神戸市民病院機構 神戸市立医療センター 中央市民病院 臨床工学技術部 呼吸治療専門臨床工学技士	**石橋一馬**（いしばし・かずま）

本書の構成と使いかた

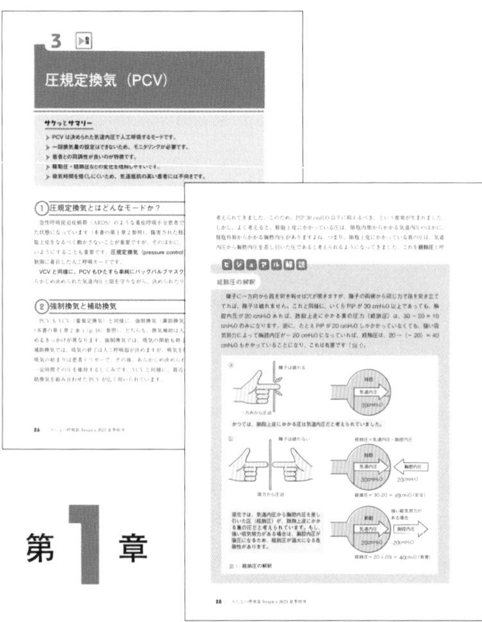

3
圧規定換気（PCV）
サクッとサマリー
①圧規定換気とはどんなモードか？
②強制換気と補助換気
ビジュアル解説
第1章

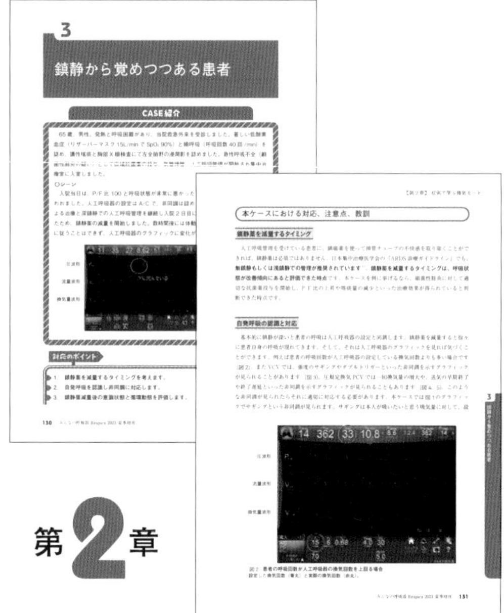

3
鎮静から覚めつつある患者
CASE紹介
対応のポイント
本ケースにおける対応、注意点、教訓
鎮静薬を減量するタイミング
自発呼吸の認識と対応
第2章

第1章では、代表的な換気モードの必須知識と、それぞれのモードにおける設定の調節や変更にまつわるポイントを徹底解説！
目で見てイメージしやすい「ビジュアル解説」で要点を押さえましょう。

第2章では、症例ベースで7つのパターンをピックアップ。具体的なシーンにおける適切な設定変更とその注意点を学ぶことができます。
必ず押さえておきたいケースを取り上げているので、読みごたえバツグンです。

WEB解説動画

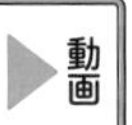

1章「換気モードの必須知識と設定変更」には、実際のグラフィックモニターの動きを見ながら設定変更の流れを理解できるWEB解説動画付き！

➡WEB解説動画の視聴方法はp.7へ

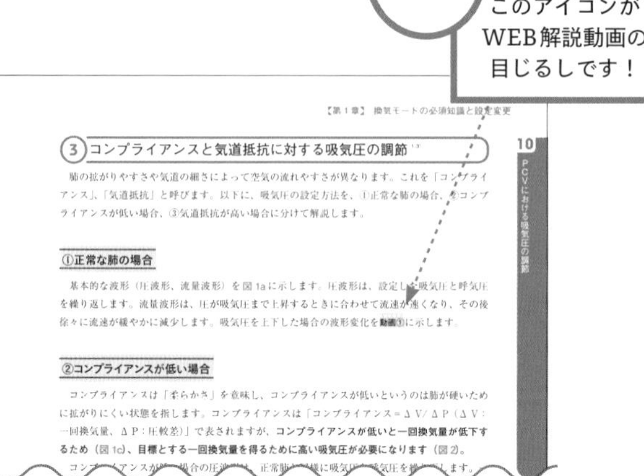

動画①
このアイコンがWEB解説動画の目じるしです！
【第1章】 換気モードの必須知識と設定変更
10 PCVにおける吸気圧の調節
③コンプライアンスと気道抵抗に対する吸気圧の調節
肺の拡がりやすさや気道の細さによって空気の流れやすさが異なります。これを「コンプライアンス」「気道抵抗」と呼びます。以下に、吸気圧の設定方法を、①正常な肺の場合、②コンプライアンスが低い場合、③気道抵抗が高い場合に分けて解説します。
①正常な肺の場合
基本的な波形（圧波形、流量波形）を図1aに示します。圧波形は、設定した吸気圧と呼気圧を繰り返します。流量波形は、圧が吸気圧まで上昇するときに合わせて流速が速くなり、その後徐々に流速が穏やかに減少します。吸気圧を上下した場合の波形変化を動画①に示します。
②コンプライアンスが低い場合
コンプライアンスは「柔らかさ」を意味し、コンプライアンスが低いというのは肺が硬いために拡がりにくい状態を指します。コンプライアンスは「コンプライアンス＝ΔV/ΔP（ΔV：一回換気量、ΔP：圧較差）」で表されますが、コンプライアンスが低いと一回換気量が低下するため（図1c）、目標とする一回換気量を得るために高い吸気圧が必要になります（図2）。

WEB動画 WEB動画の視聴方法

本書の動画マークのついている項目は、WEB ページにて動画を視聴できます。以下の手順でアクセスしてください。

■メディカ ID（旧メディカパスポート） 未登録の場合

メディカ出版コンテンツサービスサイト「ログイン」ページにアクセスし、「初めての方」から会員登録（無料）を行った後、下記の手順にお進みください。

https://database.medica.co.jp/login/

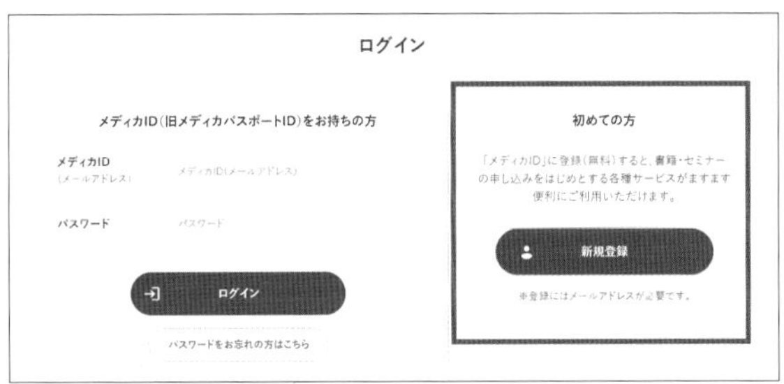

■メディカ ID（旧メディカパスポート） ご登録済の場合

①メディカ出版コンテンツサービスサイト「マイページ」にアクセスし、メディカ ID でログイン後、下記のロック解除キーを入力し「送信」ボタンを押してください。

https://database.medica.co.jp/mypage/

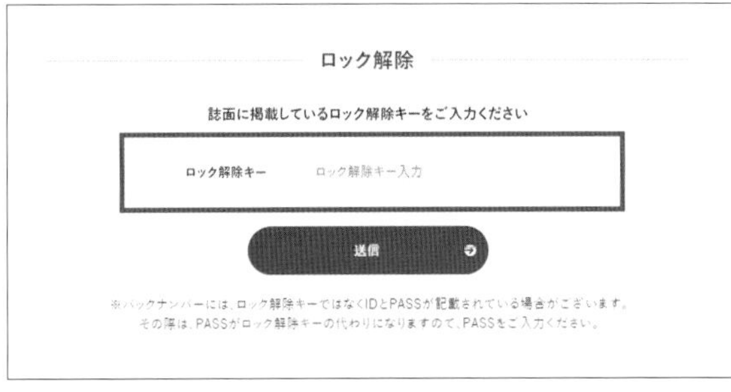

②送信すると、「ロックが解除されました」と表示が出ます。「動画」ボタンを押して、一覧表示へ移動してください。

③視聴したい動画のサムネイルを押して動画を再生してください。

ロック解除キー　7xMFBLdxp3

＊ WEB ページのロック解除キーは本書発行日（最新のもの）より 3 年間有効です。有効期間終了後、本サービスは読者に通知なく休止もしくは終了する場合があります。

＊ロック解除キーおよびメディカ ID・パスワードの、第三者への譲渡、売買、承継、貸与、開示、漏洩にはご注意ください。

＊図書館での貸し出しの場合、閲覧に要するメディカ ID 登録は、利用者個人が行ってください（貸し出し者による取得・配布は不可）。

＊ PC（Windows / Macintosh）、スマートフォン・タブレット端末（iOS / Android）で閲覧いただけます。推奨環境の詳細につきましては、メディカ出版コンテンツサービスサイト「よくあるご質問」ページをご参照ください。

略語一覧

A/C	assist/controlled mechanical ventilation	補助 - 調節換気
APRV	airway pressure release ventilation	気道内圧開放換気
ARDS	acute respiratory distress syndrome	急性呼吸促迫症候群
Bilevel PAP（BiPAP）	biphasic positive airway pressure	二相式気道陽圧
COPD	chronic obstructive pulmonary disease	慢性閉塞性肺疾患
CPAP	continuous positive airway pressure	持続気道陽圧
EPAP	expiratory positive airway pressure	呼気気道陽圧
f	frequency	換気回数
F_IO_2	inspiratory oxygen fraction	吸入酸素分画
IE	inspiratory-expiratory ratio	吸気呼気比
IPAP	inspiratory positive airway pressure	吸気気道陽圧
IPPV	invasive positive pressure ventilation	侵襲的陽圧換気
MV	minute ventilation	分時換気量
NPPV	non-invasive positive pressure ventilation	非侵襲的陽圧換気
$PaCO_2$	partial pressure of arterial CO_2	動脈血二酸化炭素分圧
PaO_2	partial pressure of arterial oxygen	動脈血酸素分圧
PC	pressure control	プレッシャーコントロール
PCV	pressure control ventilation	圧規定換気
PEEP	positive end-expiratory pressure	呼気終末陽圧
P/F 比	PaO_2/F_IO_2	動脈血酸素分圧／吸入酸素分画
PIP	peak inspiratory pressure	ピーク圧（最高気道内圧）
PS	pressure support	プレッシャーサポート
PSV	pressure support ventilation	プレッシャーサポート換気
RASS	Richmond Agitation-Sedation Scale	―
SBT	spontaneous breathing trial	自発呼吸トライアル
SIMV	synchronized intermittent mandatory ventilation	同期式間欠的強制換気
SpO_2	arterial oxygen saturation of pulse oximetry	パルスオキシメーターによる経皮的酸素飽和度
VALI	ventilator-associated lung injury	人工呼吸器関連肺損傷
VAP	ventilator-associated pneumonia	人工呼吸器関連肺炎
VCV	volume control ventilation	量規定換気
VILI	ventilator-induced lung injury	人工呼吸器関連肺損傷

第1章

換気モードの必須知識と設定変更

1 ひとめで納得！ 換気様式・モード・付加機能と組み合わせによる違い

はじめに

自動制御機能を備えた高性能な人工呼吸器が一般化した現代では、さまざまな換気様式、すなわち換気モード、そして特徴的な付加機能の組み合わせにより、人工呼吸の換気様式が複雑化しており、初学者が人工呼吸を学ぼうとする際の障壁になっていることは否めません。

本書の内容をよりよく理解してもらうために、まずは人工呼吸の換気様式を概説します。

人工呼吸の分類

圧の作用部位と換気方法による分類（図 1）

圧を作用させる部位で分けると、胸郭外である**体外換気式**と気道内である**気道内換気式**とに分けられます。また換気方法としては、**陽圧式換気**、**（陽）陰圧式換気**、**高頻度振動換気**の3つとなり、知ってのとおり、「**気道内・陽圧式・人工換気**」（図 1 の※）が最も頻用される人工呼吸法です。

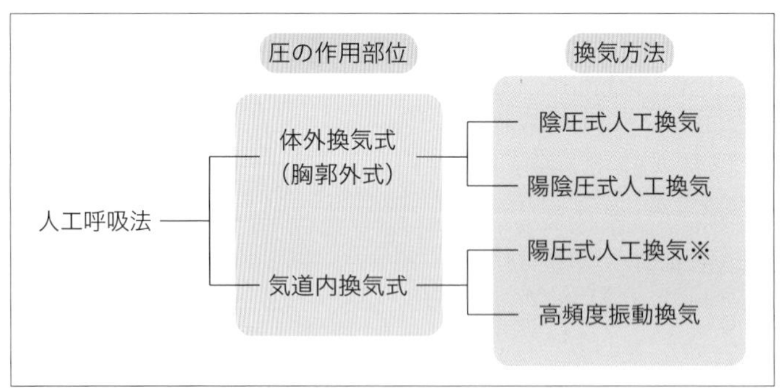

図 1 ：圧の作用部位と換気方法による分類

侵襲的か非侵襲的かによる分類（図 2）

侵襲的人工呼吸とは、気管挿管されている状態で人工気道を介して陽圧式人工換気を行う方法です。一方、気管挿管をしないで密閉型マスクを用いて行う人工呼吸は**非侵襲的人工呼吸**と呼ば

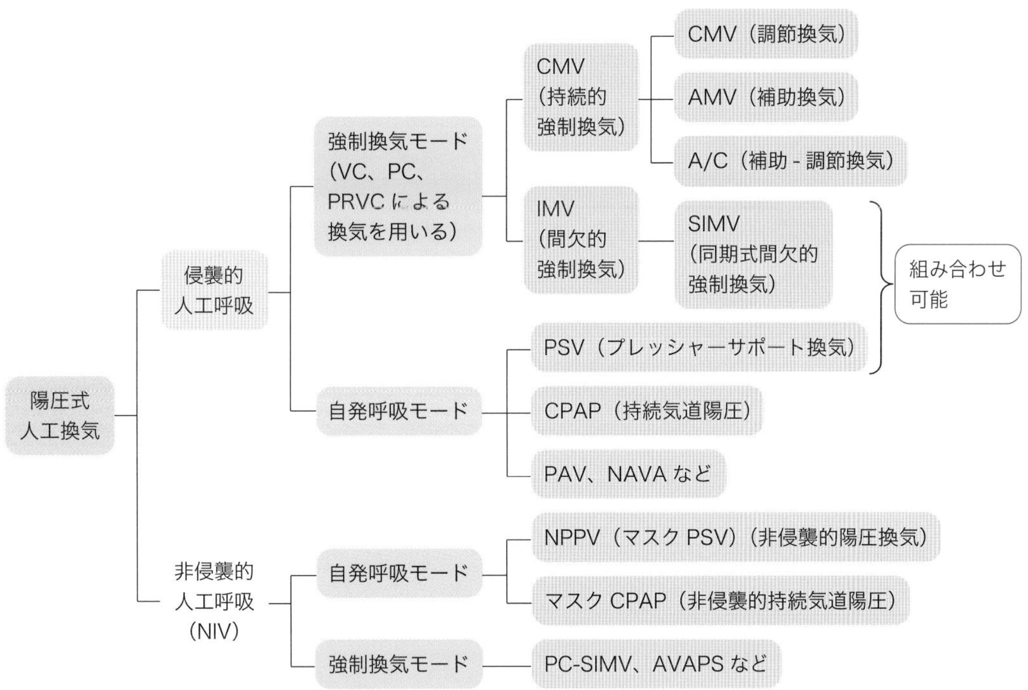

図2：**侵襲的および非侵襲的人工呼吸における強制換気と自発呼吸モードでの分類**

れます。非侵襲的人工呼吸は、自発呼吸にPEEP（呼気終末陽圧）だけを加える**マスクCPAP**と、PEEPに加えて自発呼吸の吸気時にのみさらなる陽圧を付加する**NPPV**（マスクPSV）の2つの方法が主流です。基本的に、自発呼吸を有する患者に適用される**Sモード**で作動しますが、万が一、自発呼吸数が少なくなった場合に備えて設定回数の強制換気が行われるタイムサイクル（**Tモード**）を併用した**S/Tモード**が選択されます。最近では、NPPV専用人工呼吸器の性能向上によって、非侵襲的に強制換気を適用することも可能となってきており、自発呼吸でトリガーされる強制換気である**PC-SIMV**や一回換気量が補償される**AVAPS**（**average volume assured pressure support**）のようなモードも利用可能です。

気管挿管による人工呼吸（侵襲的人工呼吸）の分類（図2）

強制換気モードの特徴

気管挿管を要する患者は基本的には強制換気の適応となります。強制換気とは、1回の陽圧換気が設定した量（**VC**の場合）または設定した圧と吸気時間（**PC**の場合）に達するまで強制的に吸気ガスが送られる換気様式で、もし自発呼吸があっても1回の換気サイクルとして自発吸気の終了は無視されることになります（表）。また、PCと同様の流量制御ですが、一回換気量と吸気時間を設定すると、設定された量となるようにPC圧を自動調節してくれる**PRVC**（**pressure regulated volume control**）〔またはVTPC〈volume targeted pressure control〉〕と呼ばれる換気方法もあります。いずれにしても、強制換気の開始は、患者に自発呼吸がある場合は自発呼吸に同期するモード（**AMV**と**SIMV**）、そして自発呼吸がない場合には強制換気のみが

表：各換気モードにおける吸気呼気のタイミングと呼吸のタイプ

換気様式		モード	タイミング		呼吸のタイプ	
			吸気	呼気	強制	自発
強制換気モード	CMV（持続）	CMV（Controlled）	機械	機械	○	×
		AMV（Assisted）	患者	機械	○	×
		A/C	機械 or 患者	機械	○	×
	IMV（間欠）	SIMV	機械 or 患者	機械	○（強制のみ or 自発との混在）	○
自発呼吸モード		PSV	患者	患者	×	○
		CPAP	患者	患者	×	○

行われる **CMV** となります（表）。AMV を単独のモードとして搭載している人工呼吸器はまれで、後述しますが、自発呼吸の有無で CMV に切り替わる **A/C** モードが通例です。

ちなみに SIMV の前身として、自発呼吸があっても自発呼吸に同期しない **IMV** と呼ばれるモードがありましたが、人工呼吸器の性能が向上した現在では、有害な**人工呼吸 - 患者非同調**を頻繁に生じる原因となるため、通常は用いられません。

自発呼吸モードの特徴

気管挿管されている状態での人工呼吸を自発呼吸のみとする様式は人工呼吸のウィーニング時期に多用されます。特に自発呼吸トライアル（SBT）においては、人工呼吸器からの離脱が可能であろう最低限の圧設定として、患者の呼吸状態や呼吸予備力を評価する必要があります。非侵襲的人工呼吸のところで解説したのと同様に、自発呼吸に PEEP（呼気終末陽圧）だけを加える CPAP と、PEEP に加えて自発呼吸の吸気時にのみさらなる陽圧を付加する **PSV** の２つの方法が主流です。**CPAP モード**においても患者の吸気に追随する流量サポートや呼気を妨げないで PEEP を維持するなど人工呼吸器による制御が働いています。**PSV モード**では、患者の自発呼吸における吸気の間にだけ設定された圧を上乗せするように流量サポートが行われます[1)]。いずれにおいても自発呼吸モードの一番の特徴は、吸気のタイミングも呼気のタイミングも患者の自発呼吸のタイミングとなることです（表）。

A/C と SIMV モードの特殊性

自発呼吸の有無によって、また設定された強制換気の回数と自発呼吸数の関係によって、これらのモードでの実際の人工呼吸器のはたらきが変わってきます。**A/C モード**では、自発呼吸がない場合は設定回数の CMV として、自発呼吸があり設定回数より少ない場合は AMV と CMV の混在となり、設定回数より多くなるとすべて AMV となります。そのため頻呼吸となるとその回数を強制換気してしまい、ときに呼気時間と吸気の時間の比率が反転してしまうことがあり、吸気時間の設定に配慮する必要があります。また、**SIMV モード**では、自発呼吸がない場合は設定回数の CMV として、自発呼吸がある場合は SIMV のアルゴリズムに従うこととなりますが、自発呼吸数が設定回数より少ない場合は AMV と CMV の混在となるものの、設定回数以上には強制換気は増えません。そのため、SIMV の設定回数以上の自発呼吸数となった場合に備えて、強制換気されない自発呼吸に PS を併用するのが通常の設定方法です。この方法は、呼吸筋力が弱まっている患者で、強制換気から徐々に自発呼吸に移行していく目的で、強制換気の設定回数を減らしつつ PS を増やしていき、呼吸筋の回復を待ちながら最終的に PSV へと移行していくといった強制換気の離脱手段としても有用です。

ビジュアル解説

ひと目で納得！代表的な換気モードの波形

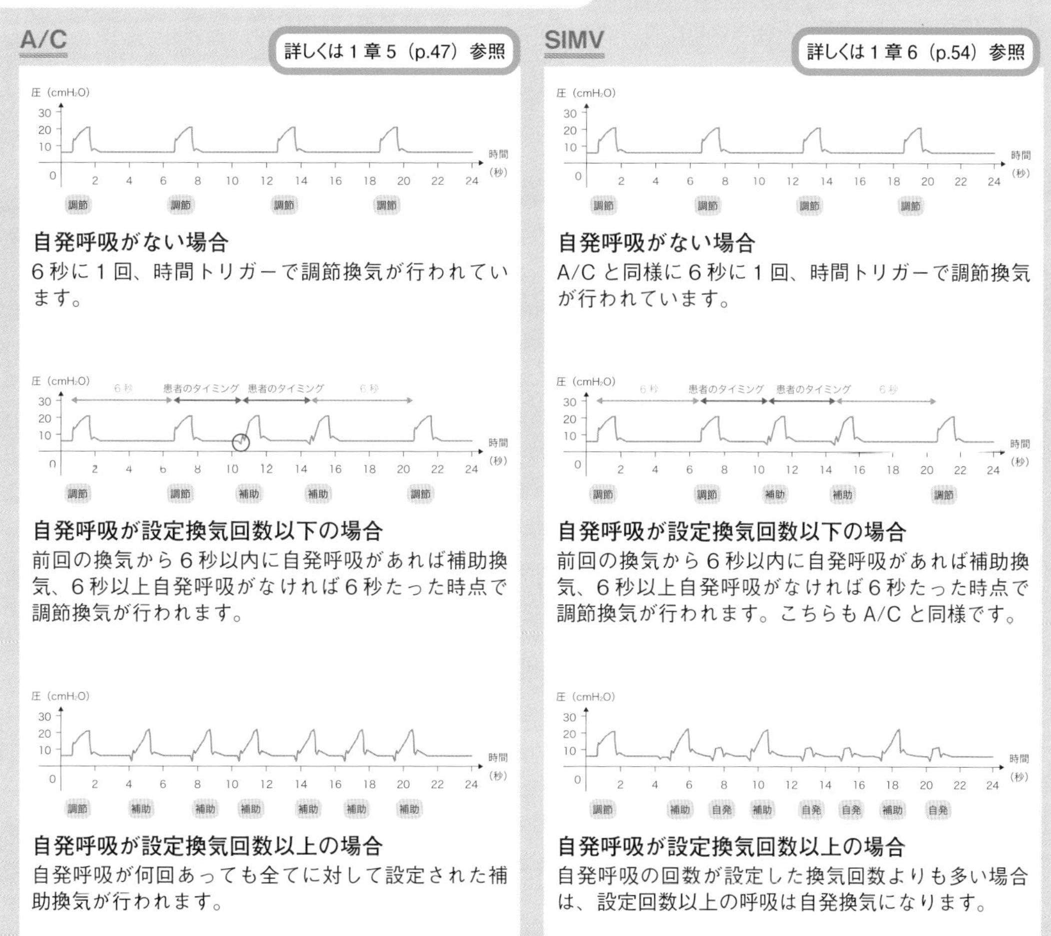

A/C
詳しくは 1 章 5（p.47）参照
圧（cmH₂O）
時間（秒）
調節
自発呼吸がない場合
6 秒に 1 回、時間トリガーで調節換気が行われています。
6 秒
患者のタイミング
補助
自発呼吸が設定換気回数以下の場合
前回の換気から 6 秒以内に自発呼吸があれば補助換気、6 秒以上自発呼吸がなければ 6 秒たった時点で調節換気が行われます。
自発呼吸が設定換気回数以上の場合
自発呼吸が何回あっても全てに対して設定された補助換気が行われます。
SIMV
詳しくは 1 章 6（p.54）参照
自発呼吸がない場合
A/C と同様に 6 秒に 1 回、時間トリガーで調節換気が行われています。
自発呼吸が設定換気回数以下の場合
前回の換気から 6 秒以内に自発呼吸があれば補助換気、6 秒以上自発呼吸がなければ 6 秒たった時点で調節換気が行われます。こちらも A/C と同様です。
自発
自発呼吸が設定換気回数以上の場合
自発呼吸の回数が設定した換気回数よりも多い場合は、設定回数以上の呼吸は自発換気になります。

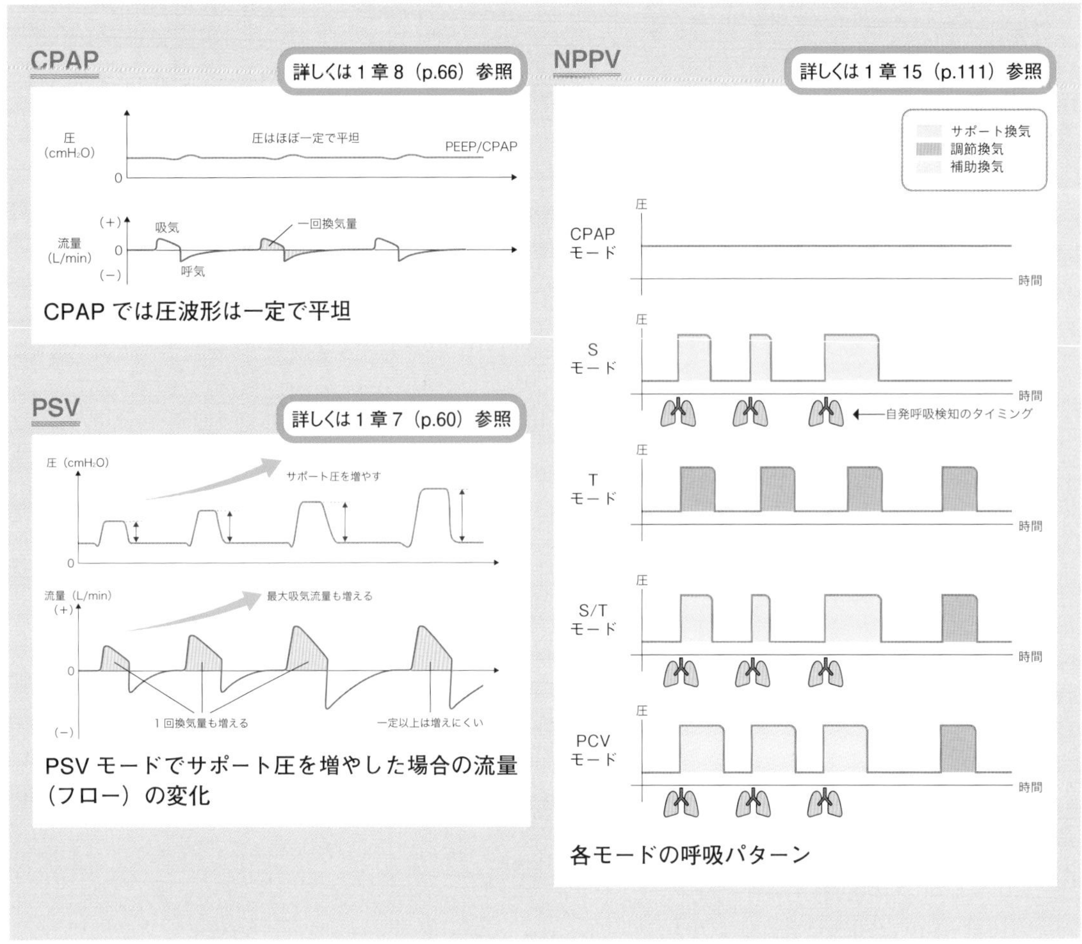

特殊な人工呼吸

このほかにも特殊な人工呼吸法として、重症呼吸不全に適用されるAPRV[2]や新生児で多用されているHFOV[3]など、自発呼吸モードでは、肺コンプライアンスや気道抵抗を参照してサポートするPAV[1]や、横隔神経の電位を参照してサポートするNAVA[1]などがありますが、ここでは参考文献の紹介にとどめます。

文献

1）小野寺悠, 中根正樹. プレッシャーサポート（PSV）・比例補助換気（PAV）, 神経調節補助換気（NAVA）. 救急・集中治療. 33（4）, 2021, 1174-86.

2）本澤大志. APRV. 前掲書1, 1194-201.

3）中村直久, 中根正樹. 高頻度振動換気（HFOV）. 救急・集中治療. 31（2）, 2019, 563-5.

中根正樹

2 ▶動画

量規定換気（VCV）

サクッとサマリー

- **VCV は決められた換気量で人工呼吸するモードです。**
- **気道内圧の設定はできないため、モニタリングが必要です。**
- **肺コンプライアンスや気道抵抗などの変化を発見しやすいです。**
- **呼気時間を長くしやすいため、気道抵抗の高い患者に適しています。**
- **患者との同調性はあまり良くないです。**

① 量規定換気とはどんなモードか？

重症呼吸不全の患者に気管挿管したあと、皆さんはまずどのように換気するでしょうか？ おそらく、気管挿管直後は、バッグバルブマスクで換気すると思います。しかし、ずっと、バッグバルブマスクで換気していると手が疲れますし、そのほかの仕事をすることができませんよね？ そこで登場するのが人工呼吸器の**量規定換気（volume control ventilation；VCV）**です。

VCV の特徴は、ひたすら単純にバッグバルブマスクの代わりをすることです。つまり、あらかじめ決められた換気量を、決められたリズムで、換気し続けるのです。簡単ですよね？ VCV は、人工呼吸器の勉強を始めた人にとって、最も理解しやすく、使いやすいモードです。

② 強制換気と補助換気

VCV といっても、実は、強制換気（調節換気）と補助換気の 2 種類があります（表 1）。どちらも人工呼吸器が換気補助を行うのですが、吸気を始めるきっかけが異なります。強制換気は、吸気の開始も終了も、完全に人工呼吸器が決めます。これは、まったく自発呼吸のない患者に使用します。一方、補助換気は、吸気を始めるきっかけは患者が決めます。患者が吸気努力を始めると、人工呼吸器が決められた流量の酸素を送気するしくみです。最近の多くの人工呼吸器では、強制換気と補助換気を組み合わせた VCV が用いられています。

③ VCV の設定項目

次に、具体的な設定項目について考えていきましょう。前述のとおり、一回換気量とリズム

表 1：人工呼吸法の種類と吸気開始・終了トリガー

		補助するもの	吸気開始を決める主体	吸気開始タイミングを決める因子	吸気終了を決める主体	吸気終了タイミングを決める因子
強制換気（調節換気）	VCV（従量式）	流量	人工呼吸器	時間	人工呼吸器	総流量
	PCV（従圧式）	圧	人工呼吸器	時間	人工呼吸器	吸気時間
補助換気	VCV（従量式）	流量	患者	患者の吸気努力	人工呼吸器	総流量
	PCV（従圧式）	圧	患者	患者の吸気努力	人工呼吸器	吸気時間
自発換気	PSV/CPAP	圧	患者	患者の吸気努力	患者	吸気流速

（呼吸回数）のほかに、吸入酸素濃度（F_IO_2）も決める必要があります。バッグバルブマスク換気であれば、これですべて完了です。しかし、そこはさすが人工呼吸器で、バッグバルブマスクにはない性能をもう一つ持っています。それが呼気終末陽圧（positive end-expiratory pressure；PEEP）です。

ビジュアル解説

PEEP の役割

PEEP は、息を吐ききった（＝呼気の）最後にかけておく陽圧のことです（図 1）。一回呼吸するたびに、肺胞がつぶれてしまい、その都度、強めの息を吹き込んで肺胞を膨らませ

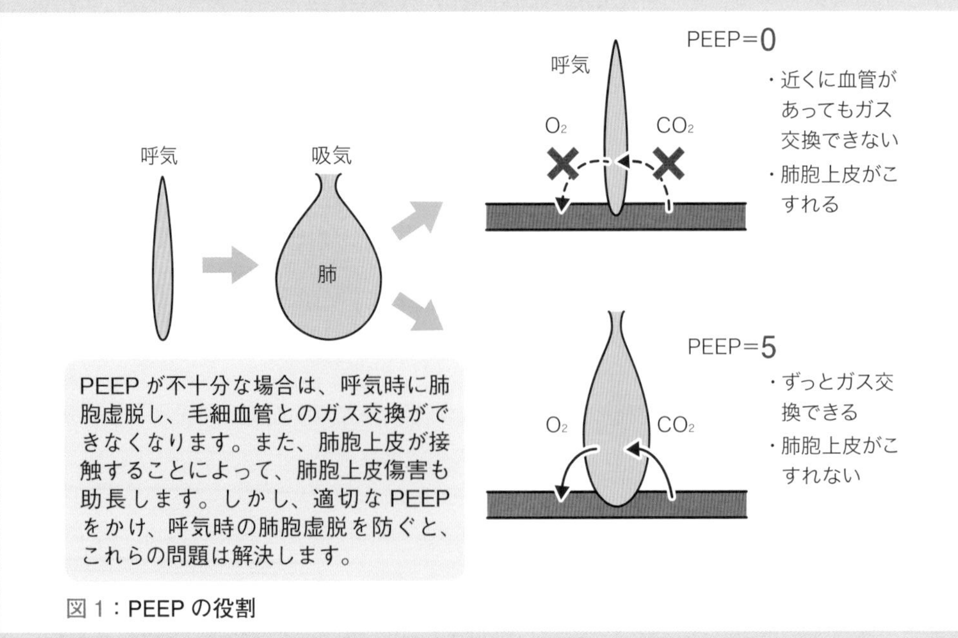
呼気
吸気
肺
PEEP=0
呼気
O_2
CO_2
・近くに血管があってもガス交換できない
・肺胞上皮がこすれる
PEEP=5
O_2
CO_2
・ずっとガス交換できる
・肺胞上皮がこすれない
PEEP が不十分な場合は、呼気時に肺胞虚脱し、毛細血管とのガス交換ができなくなります。また、肺胞上皮が接触することによって、肺胞上皮傷害も助長します。しかし、適切な PEEP をかけ、呼気時の肺胞虚脱を防ぐと、これらの問題は解決します。
図 1：PEEP の役割

るのは大変です。しかも、肺胞がつぶれている間は、肺胞が空っぽですので、せっかく肺胞の周りに毛細血管があっても、酸素を取り込むことができません。このため、換気のできない無駄な時間が増えてしまいます。しかし、**PEEPをかけておけば、肺胞が完全虚脱してしまうのを防ぎ、次の吸気をスムーズに開始することができます**（下記コラム①参照）。また、肺胞が空っぽにならないので、吸気・呼気を通じて、ずっと肺胞内と毛細血管内のガス交換ができるようになります。一挙両得ですね。

コラム①

風船のイメージで考えてみよう

健康な人であれば、息を吐ききったからといって、肺胞が完全につぶれてしまうことはありません。ですが、急性呼吸不全患者の肺胞の中は、さまざまな炎症が起こっていて、滲出液と呼ばれる液体が溜まっています。つまり、肺胞の内側がベチャベチャに湿っているのです。このため、息を吐ききったときに肺胞がつぶれてしまい、そのあとなかなか膨らみにくくなります。新しい乾燥した風船であれば、息を吹き込めば容易に膨らむの対して、内側が湿った風船では、風船がポコっと膨らみ始めるまで、最初に強めに息を吹き込まないといけないことと似ています。

ここまで理解できれば、もうVCVモードを使うことができます。動画をみて、実際の設定方法を確認しましょう（**1-2 動画①**、**1-2 動画②**）。

④ VCVの基本設定

ゴールは何か？

VCVは、一回換気量、呼吸回数、F_IO_2、PEEPの4項目を設定すると、すぐに使い始めることができます。では、具体的にいくつに設定すればよいのかを考えてみましょう。

その前に皆さんは、急性呼吸促迫症候群（ARDS）という病気を聞いたことがあるでしょうか？ ARDSとは、急性呼吸不全を起こす代表的な病態です。「病気」という言葉を「病態」と言い換えたのは、ARDSが一つの疾患ではないからです。ARDSは、肺炎・溺水・気道熱傷など、肺に病気がある患者のほか、敗血症・外傷・脳卒中・輸血後など、肺に病気がない患者にも起こるのです（表2）。脳卒中を起こしたら、肺が真っ白（ARDS）になることがあるなんて、なんだか不思議ですよね。なぜ、こんなに基礎疾患がバラバラなのに、「ARDS」という名前でひとくくりにしているのかというと、どれも似たような病理像を呈するからです。どんな病理像かというと、ARDSの肺胞では、肺胞上皮が傷んでちぎれてしまい（肺胞上皮傷害）、血がにじんでいるのです（肺胞出血）。

表2：ARDSをきたす疾患

直接要因（肺に原因があるARDS）	間接要因（肺に原因がないARDS）
・重症呼吸器感染症 ・誤嚥性肺炎 ・肺挫傷 ・気道熱傷 ・溺水	・敗血症 ・手術 ・外傷（熱傷・脂肪塞栓） ・脳出血 ・急性膵炎 ・薬物中毒 ・膠原病 ・大量輸血

※心不全はARDSの原因にはならない。

コラム②

骨折のイメージで考えてみよう

ビリビリにちぎれてしまって、血がにじんでいる肺胞を治療するには、どうすればよいでしょうか？ 骨折したときを思い浮かべるとわかりやすいかもしれません。皆さんがもし骨折したら、折れた骨を元の位置に戻して、骨がくっつくまでギプスなどをして安静に過ごしますよね？ そうすると、何週間か経過すれば、骨はもと通りにくっついて治癒します。ARDSの肺胞上皮傷害も同様です。ちぎれた肺胞上皮を元のきれいな形に戻して、くっつくまで安静にしておくのです。それを可能にするのが人工呼吸器です。

ARDS患者は、低酸素血症のために呼吸が苦しいですから、自発呼吸をしていると「ハー、ハー」と頻呼吸になってしまいます。この状態では、肺胞が激しく大きく動き続けているため（＝「呼吸仕事量の増大」といいます）、肺胞上皮傷害を改善させるのは困難です。そこで、鎮静薬＋鎮痛薬＋人工呼吸を行い、過剰な自発呼吸を抑えるのです。完全に無呼吸にするのが肺胞上皮傷害には最も良いのですが、さすがに本当に無呼吸にすると死亡してしまいますので、最小限の呼吸のみ行います。これが、「**肺保護換気法**」です。

肺保護換気法

具体的には、以下のような設定とします。

・一回換気量：4～8 mL/kg（理想体重）
・呼吸回数：なるべく少なく（最大でも30回/minまで）
・PEEP：肺胞虚脱しない圧（通常は10 cmH_2O前後）
・F_IO_2：なるべく低く（SpO_2 92～94％くらいになるよう調整）

表 3：ARDS Network の PEEP/F_IO_2 テーブル

F_IO_2	0.3	0.4	0.5	0.6	0.7	0.8	0.9	1.0
PEEP（cmH_2O）	5	5〜8	8〜10	10	10〜12	14	14〜18	18-24

※ PEEP = F_IO_2 × 20 で近似できる

一回換気量

適切な一回換気量を設定するためには、理想体重を知ることが必要です。この理想体重とは、ダイエットの指標にしばしば使用される標準体重つまり、体格指数（body mass index；BMI）=（体重〔kg〕）/（身長〔m〕の 2 乗）とはやや異なり、以下の式で計算されます。

・男性：50.0 ＋ 0.91 × ［身長（cm）−152.4］

・女性：45.5 ＋ 0.91 × ［身長（cm）−152.4］

つまり、172 cm の身長の男性であれば、50.0 + 0.91 × ［172−152.4］ = 68（kg）が理想体重になります。このため、一回換気量は、4〜8（mL）× 68（kg）= 272 −544（mL）の範囲に設定します。もし、急性呼吸不全の患者が救急車で運び込まれてきたら、気管挿管したあとすぐに人工呼吸器設定を行えるよう、メジャーで患者の身長（体重ではなく）を測定する必要があるのです。

呼吸回数

呼吸回数を増やすと分時換気量（＝一回換気量×呼吸回数）が増えます。これは、$PaCO_2$ を低下させ、pH を正常値に保ちたいときに調整します。呼吸回数には明確な正常範囲はありません。しかし、呼吸回数を増やせば肺胞の安静は保たれないため、肺胞上皮傷害にとって良いことではありません。このため、必要最小限の値（12〜24 回 /min くらい）に設定することが多いです。もし、pH 7.25〜7.40 を維持するのに、呼吸回数が 30 回 /min 以上必要な場合は、たとえ低酸素血症が高度ではなくても、ECMO の使用を検討するのがよいでしょう。

PEEP

最適な PEEP の決定方法は、現在も研究段階です。一般的には、ARDS ネットワークが公開している、PEEP/F_IO_2 テーブルに従って設定することが多いです（表 3）。この表は暗記しにくいのですが、**PEEP ＝ F_IO_2 × 20 で概算できます**。つまり、F_IO_2 0.6 で人工呼吸を行っている場合、PEEP は 0.6 × 20=12 cmH_2O くらいが適当ということになります。最初はこの PEEP 設定で人工呼吸を開始しますが、その後は、人工呼吸器のグラフィックモニターや、電気インピーダンストモグラフィ（electrical impedance tomography；EIT）といった新しい医療機器を参考にして、適切に調整していきます。

F_IO_2

F_IO_2は、患者の酸素化に関与します。**SpO_2 92～94%（PaO_2 70～80 mmHg）くらい**になるよう調整します。注意すべきなのは、決してSpO_2を100%にしないことです。一見、酸素は体にとって良いもののように思えますが、実は体内に入ると「活性酸素」になります。活性酸素は肌の老化を招き、シミやシワの原因になる物質ですよね。さらに、活性酸素は皮膚だけではなく、肺胞上皮にも傷害を起こすため、実は有害なのです。このため、**人工呼吸器のF_IO_2設定は、上記のSpO_2（PaO_2）を維持できる最低限のF_IO_2値にします**。

5 VCVの利点／欠点

VCVの利点は、一回換気量を規定できることです。治療経過中に肺の状態（コンプライアンス・抵抗など）が変化しても、一定の一回換気量を注入できます。また、グラフィックモニターから、さまざまな異常（後述）を発見しやすいメリットもあります。

一方、**VCVの欠点は、気道内圧（プラトー圧、最大吸気圧など）を設定することができない点**です。治療経過中に肺のコンプライアンスなどが変化すると、気道内圧も変化します。このため、グラフィックモニターを自分で見て、適切な値になっているかを確認することが必要です。

6 VCVの調整方法

PaO_2（SpO_2）低下時

PaO_2を高くしたいときは、吸入する酸素の濃度を高くするか（F_IO_2↑）、吸入する圧力を高くします（PEEP↑、平均気道内圧↑、一回換気量↑）。しかし、前述のとおり、高濃度酸素には酸素毒性があるため、必要最小限のF_IO_2にすることが重要です。一般的に、以下の値を指標に管理することが多いです。

- 肺炎：94～98%
- ARDS：92～94%
- COPD：88～92%

$PaCO_2$上昇時

$PaCO_2$が高くなると、pHは低下します（アシデミア）。高度なアシデミアになると、不整脈や心停止をきたしますので、アシデミアは避けたいですよね。**重要なのは、補正すべきなのはpHであって、$PaCO_2$ではないということです**。pHは、7.25～7.40を目標に管理します。つまり、たとえ$PaCO_2$高値でも、HCO_3^-が十分にある場合は、必ずしも$PaCO_2$を調整する必要はありません。COPD患者は$PaCO_2$ 60～80mmHgであっても、まったく無症状です。このことを想像すれば、pH の重要性を理解しやすいですね。

分時換気量を増やすと、$PaCO_2$ を低下させることができます。このため、$PaCO_2$ を下げたいときは、一回換気量を多くするか、呼吸回数を多くします。つまり、一回換気量は、PaO_2 にも $PaCO_2$ にも関与します。ただし、$PaCO_2$ が上昇すると、脳血管拡張・肺血管収縮が起こります。このため、脳圧亢進、右心負荷（肺高血圧・心不全）のときは、$PaCO_2$ を高くしないことが重要です。逆に、$PaCO_2$ が低下すると、脳血管収縮、冠動脈収縮が起こります。このため、**脳血流低下、虚血性心疾患のときは、$PaCO_2$ を低くしないことが重要です**。

7 流量パターンの活用法

2種類の吸入波形

人工呼吸器のモニターには、図2のような項目が表示されています。画面中央に表示されているのは、**気道内圧の変化を表す圧曲線、人工呼吸器の送気速度を表す流量曲線、総送気量を表す換気量曲線**の3種類です。

VCV で規定の一回換気量を注入する際、注入速度には2つの方法があります。定常波（矩形波）と漸減波の2種類です（図3）。定常波とは、吸気開始とともに急速に設定流量まで立ち上がり、一定の流速で注入したあと、規定の一回換気量を注入し終わると急速に流速がゼロになる方法です。一方、漸減波とは、最初に早く、そのあと徐々にスピードダウンして注入する方法です。後述の PCV に似ています。気道抵抗の影響を受けにくく、気道内圧が上昇しにくいのが特徴です。一般的には、定常波よりも、漸減波の方が患者の自発呼吸との同調性が良いことが多いです。

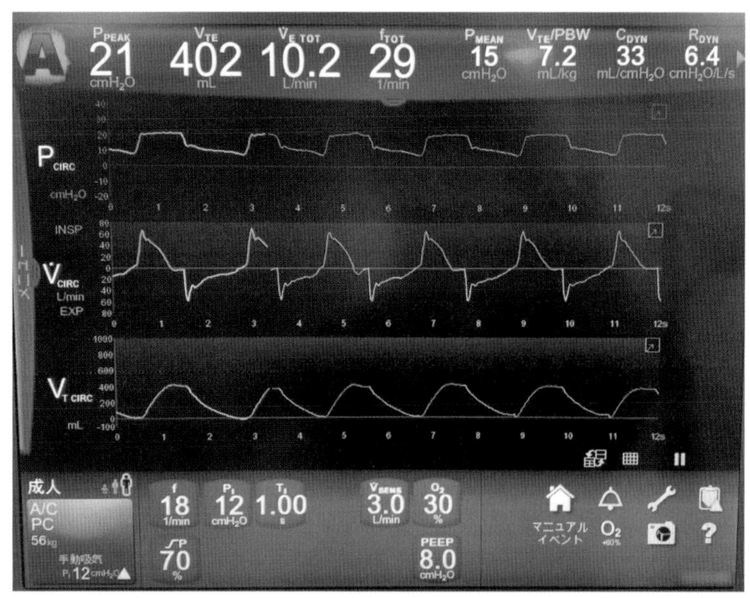

図2：人工呼吸器モニター
画面中央には3本の波形が表示されています。上から順に、圧曲線、流量曲線、換気量曲線です。

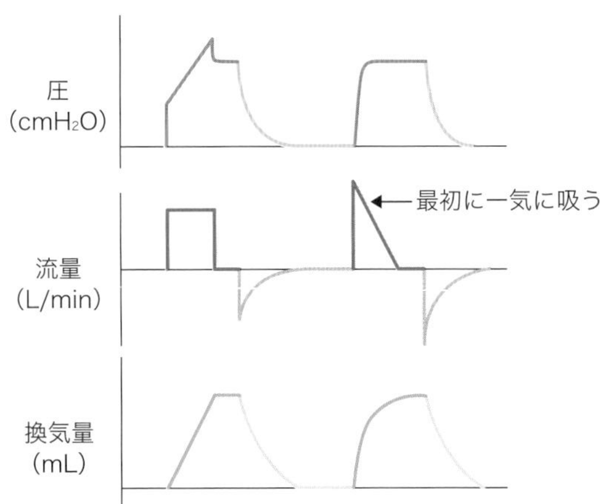

図3：VCVの定常波と漸減波
定常波は、一定の流量で吸気を行います。一方、漸減波は最初に速い速度で吸気を行い、そのあと徐々にスピードダウンする換気法です。漸減波は、圧規定換気（PCV）にやや類似したモードです。一般的に、定常波よりも漸減波の方が患者の自発呼吸との同調性が良いです。

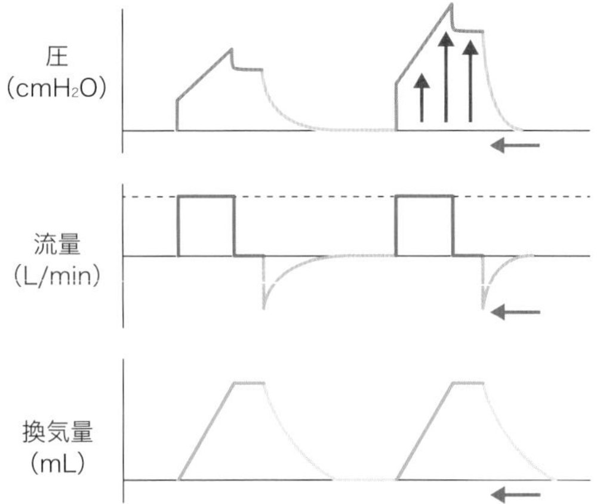

図4：肺コンプライアンス低下時の波形変化
VCV（定常波）において、肺コンプライアンスが低下すると圧波形の気道内圧が高くなります。

肺コンプライアンスが低下したとき

ARDS・肺水腫が増悪した際などは、肺コンプライアンスが低下します（肺が硬くなります〔図4〕）。ボタンを押すだけで自動的に計算してくれる人工呼吸器もありますが、機種によってはその機能がないこともあります。その場合は、吸気ポーズボタンを押して、プラトー圧を測定する必要があります。正確な肺コンプアライアンスを測定するためには、自発呼吸がない状態にする必要があるため、筋弛緩薬を使用します。VCV使用中に肺コンプライアンスが低下した際は、気道内圧が高くなりますので、一回換気量制限をより強化する必要があります。

コラム③

肺コンプライアンスの計算式

肺コンプライアンス（静的コンプライアンス）は、「圧の変化に対する容積の変化」と定義され、以下の式で計算できます。

静的コンプライアンス；Cstat（mL/cmH$_2$O）＝（一回換気量）÷（プラトー圧－PEEP）

あるいは

静的コンプライアンス（mL/cmH$_2$O）＝一回換気量÷駆動圧（driving pressure）

（※正常値：50～100 mL/cmH$_2$O）

コンプライアンスが大きい肺ほど膨らみやすくなっています。

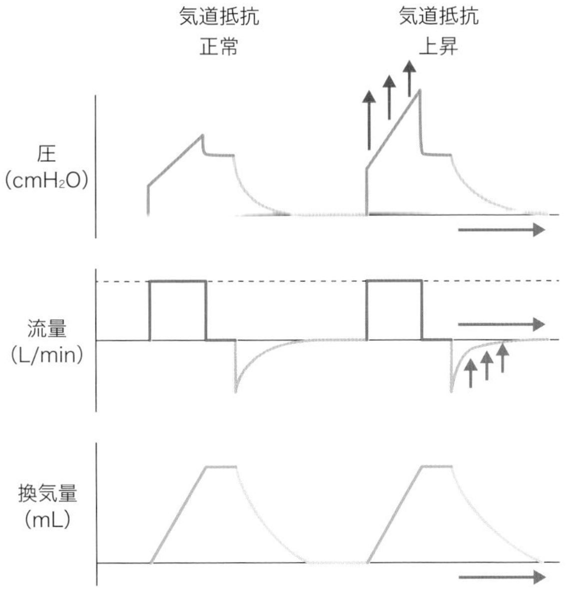

図5：**気道内圧抵抗上昇時の波形変化**
VCV（定常波）において、気道内圧抵抗が上昇すると、圧波形の最高気道内圧のみが上昇します（プラトー圧は上昇しません）。また、呼気の流量が急速に減少し、呼出時間が長くなります。

気道抵抗が上昇したとき

気管支喘息・気道内の喀痰貯留の際などは、気道抵抗が上昇します（息を吐きにくくなります〔図5〕）。一般的に気道抵抗は、下記コラム④に示す式で計算できます。一方、圧規定換気（PCV）では、気道内圧が一定なので、気道抵抗は計算できません。気道抵抗が高いときには、人工呼吸器の呼気時間を長く設定します（吸気時間を短くする）。

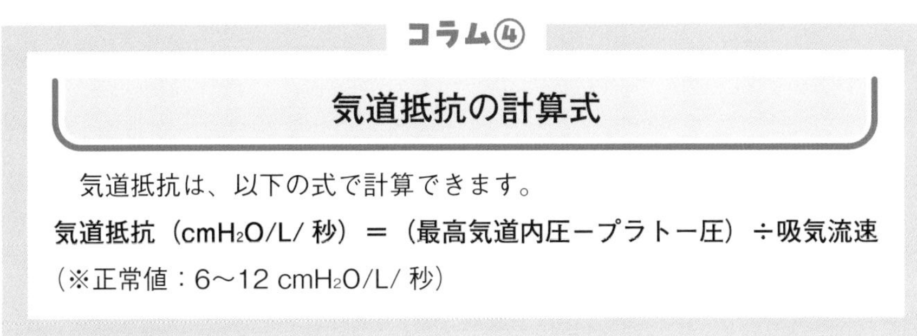
コラム④

気道抵抗の計算式

気道抵抗は、以下の式で計算できます。

気道抵抗（cmH_2O/L/秒）＝（最高気道内圧－プラトー圧）÷吸気流速

（※正常値：6〜12 cmH_2O/L/秒）

吸気波形が変化したとき

圧曲線において、VCVの吸気波形は、通常であれば直線的に増加していきます。しかし、この部分が変形することがあります（図6）。上に凸になるのは肺胞虚脱があるサインです。肺胞虚脱の影響で、機能的残気量が減少しているため、一回換気量制限をしていても、急激に気道内

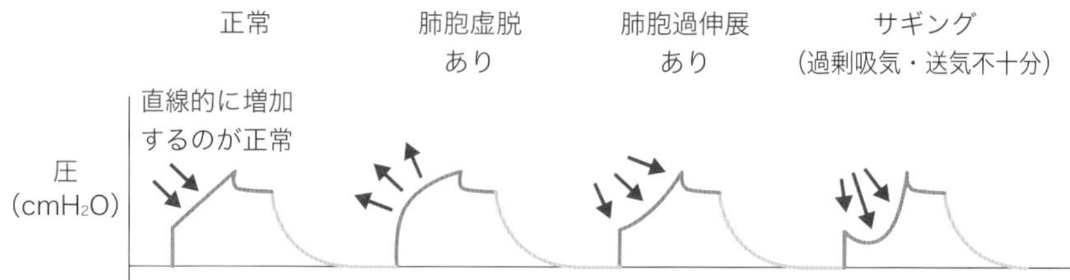

図6：VCVの吸気波形が変化する病態
VCV（定常波）の吸気波形は、通常直線的に増加します。この波形が、上に凸になる場合は肺胞虚脱、下に凸になる場合は肺胞過伸展の存在を示します。さらに、著明に下に凸になる場合はサギングと呼ばれます。患者の吸気努力が過剰なときや、人工呼吸器の送気速度が遅いときに認められます。

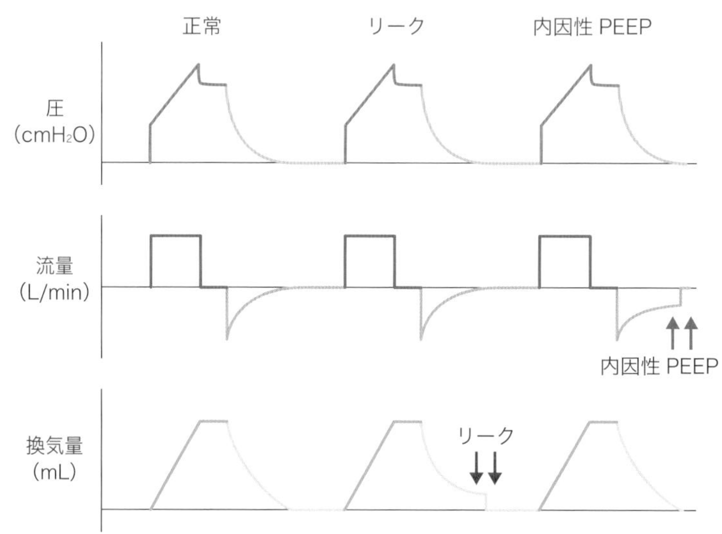

図7：VCVの呼気波形が変化する病態
VCV（定常波）の呼気波形が基線に戻らない場合は、リークや内因性PEEPの存在を疑います。特に、内因性PEEPは気胸、循環動態増悪、ミス・トリガーなどを起こす危険性があるため、適切な対処が必要です。

圧が上昇します。逆に、**下に凸になるのは、肺胞過伸展のサイン**です。過剰なPEEP設定や内因性PEEP（auto PEEP）の影響で肺胞が過伸展している場合、換気量を入れても気道内圧がスムーズに上昇しなくなっています。さらに、吸気波形が高度に下に凸になっている場合は「サギング」と呼ばれます。人工呼吸器の送気速度が、患者の吸気努力に追いついていないときに発生します。患者の吸気努力が過剰な場合は、鎮静薬・鎮痛薬などで吸気努力を抑えます。人工呼吸器の送気速度が遅すぎる場合は、送気速度を速めたり、換気量を増加させたりします。

呼気波形が変化したとき

換気量曲線で、VCVの呼気波形が基線に戻らなくなった場合は、**回路リークのサイン**です（図7）。カフ圧や人工呼吸器回路の接続に異常がないかを確認しましょう。

流量曲線で、VCV の呼気波形が基線に戻らなくなった場合は、**内因性 PEEP のサイン**です。気道抵抗が上昇したときや、吸気時間が長すぎるとき、呼吸回数が多すぎるときなどに発生します。内因性 PEEP（auto PEEP、エア・トラッピング）が発生すると、気胸などの圧損傷を起こすことがあります。また、胸腔内圧が上昇し、静脈還流量低下・血圧低下をきたします。PEEP の設定値よりも高い圧力が肺胞にかかっています。また、呼出が不十分であるため、$PaCO_2$ も上昇します。内因性 PEEP が発生すると、肺胞内圧が高値のままになりますので、弱い吸気努力では吸気運動を起こすことができなくなります（ミス・トリガー）。このため、カウンター PEEP をかけたり、呼気時間延長（＝吸気時間短縮）・換気量減量などを行ったりして対処しましょう。**吸気時間を短縮するには、VCV の漸減波よりも定常波の方が有効**です。

コラム⑤

内因性 PEEP（auto-PEEP）

内因性 PEEP（auto-PEEP）は、自発呼吸があると正確に測定できません。呼気ポーズの間に測定した気道内圧と設定 PEEP の差が、内因性 PEEP になります。例えば、呼気ポーズ時に、気道内圧 10 cmH_2O、設定 PEEP 5 cmH_2O なら、内因性 PEEP ＝ 10 － 5 ＝ 5 cmH_2O です。無気肺があると、内因性 PEEP を過小評価することがあります。

大下慎一郎

3 ▶動画

圧規定換気（PCV）

サクッとサマリー

- PCV は決められた気道内圧で人工呼吸するモードです。
- 一回換気量の設定はできないため、モニタリングが必要です。
- 患者との同調性が良いのが特徴です。
- 駆動圧・経肺圧などの変化を理解しやすいです。
- 吸気時間を短くしにくいため、気道抵抗の高い患者には不向きです。

① 圧規定換気とはどんなモードか？

急性呼吸促迫症候群（ARDS）のような重症呼吸不全患者では、肺胞上皮が傷害され、ちぎれた状態になっています（本書の第1章2参照）。傷害された肺胞上皮を安静に保つためには、肺胞上皮をなるべく動かさないことが重要ですが、そのほかに、肺胞上皮になるべく圧力をかけないようにすることも重要です。**圧規定換気（pressure control ventilation；PCV）**は、この圧力制御に着目した人工呼吸モードです。

VCV と同様に、PCV もひたすら単純にバッグバルブマスクの代わりをする点は共通です。あらかじめ決められた気道内圧上限を守りながら、決められたリズムで換気し続けます。

② 強制換気と補助換気

PCV も VCV（量規定換気）と同様に、強制換気（調節換気）と補助換気の2種類があります（本書の第1章2表1〔p. 16〕参照）。どちらも、換気補助は人工呼吸器が行いますが、吸気を始めるきっかけが異なります。強制換気では、吸気の開始も終了も人工呼吸器が決めます。一方、補助換気では、吸気の終了は人工呼吸器が決めますが、吸気を始めるきっかけは患者が決めます。吸気の始まりは患者トリガーで、その後、あらかじめ決められた圧力まで気道内圧が高まると、一定時間その圧を維持するしくみです。VCV と同様に、最近の人工呼吸器では、強制換気と補助換気を組み合わせた PCV が広く用いられています。

③ PCVの設定項目

VCVと同様に、PCVでも呼気終末陽圧（PEEP）、呼吸回数、吸入酸素濃度（F_IO_2）を決めます。違うのは、一回換気量の決め方です。**VCVでは、一回換気量を量（mL）で決めましたが、PCVでは最高気道内圧（peak inspiratory pressure；PIP〔cmH_2O〕）で決めます**。このため、設定した上限圧で、実際に何mLの一回換気量が注入されているかは、グラフィックモニターを見て確認する必要があります。この違いだけ理解できれば、もうPCVモードを使うことができます。動画を見て、実際の設定方法を押さえましょう（1-3 動画）。

④ PCVの基本設定

ゴールは何か？

次に、PEEP、呼吸回数、F_IO_2、PIPを、具体的にいくつに設定すればよいのかを考えてみましょう。PEEP、呼吸回数、F_IO_2設定における基本的な考え方は、VCVと同様です。ARDSにおいて、ちぎれた肺胞上皮が再び修復するのを邪魔しない圧は、30 cmH_2Oが上限だと考えられています。このため、PCVではPIP 30 cmH_2O以下の範囲で、一回換気量4～8 mL/kg（理想体重）を確保できる値に設定します。さらに近年、圧設定に関してはいくつかの新たな指標が提案されてきています。

駆動圧

ARDSにおける肺胞上皮傷害が進行するのは、呼吸する際に肺胞上皮に虚脱・再開通のストレス（タイダル・リクルートメント〔tidal recruitment〕といいます）がかかるからです。このため、VCVでは一回換気量を制限すべきです（本書の第1章2参照）。これと同様に考えると、PCVを使用する際は、プラトー圧（PCVの場合はPIPに一致）と最低気道内圧（PEEP）の圧較差が、肺胞の虚脱・再開通ストレスに相当すると想像できます。これを**駆動圧（driving pressure）**と呼びます。2015年にAmatoらが行った研究[1]では、PEEP、プラトー圧、駆動圧のいずれか一つずつを変化させて、どれが最も生存率と相関するかが検討されました。その結果、生存率と最も相関していたのは、PEEPでもプラトー圧でもなく、駆動圧でした。駆動圧と院内死亡率のリスク比には正の相関があり、駆動圧15 cmH_2O以下であると院内死亡が抑えられることが示されました。このことから、例えばPCVでPEEP 10 cmH_2Oを使用している場合は、PIPを25 cmH_2O以下に抑えるのがよいことがわかります。

> **コラム①**
>
> **駆動圧の計算式**
>
> **駆動圧＝（プラトー圧）－（PEEP）**とも表すことができますが、**駆動圧＝（一回換気量）÷（肺コンプアライアンス）**と表すこともできます。

経肺圧

長年、肺胞上皮にかかる圧は気道内圧であると考えられてきました。このため、PIP 30 cmH$_2$O 以下に抑えるべき、という推奨が生まれました。しかし、よく考えると、肺胞上皮にかかっている圧は、肺胞内側からかかる気道内圧のほかに、肺胞外側からかかる胸腔内圧がありますよね。つまり、肺胞上皮にかかっている真の圧は、気道内圧から胸腔内圧を差し引いた圧であると考えられるようになってきました。これを**経肺圧**と呼

ビジュアル解説

経肺圧の解釈

障子に一方向から指を突き刺せば穴が開きますが、障子の両側から同じ力で指を突き立てれば、障子は破れません。これと同様に、いくら PIP が 30 cmH$_2$O 以上であっても、胸腔内圧が 20 cmH$_2$O あれば、肺胞上皮にかかる真の圧力（経肺圧）は、30 − 20 ＝ 10 cmH$_2$O のみになります。逆に、たとえ PIP が 20 cmH$_2$O しかかかっていなくても、強い吸気努力によって胸腔内圧が − 20 cmH$_2$O になっていれば、経肺圧は、20 − （− 20）＝ 40 cmH$_2$O もかかっていることになり、これは有害です（図 1）。

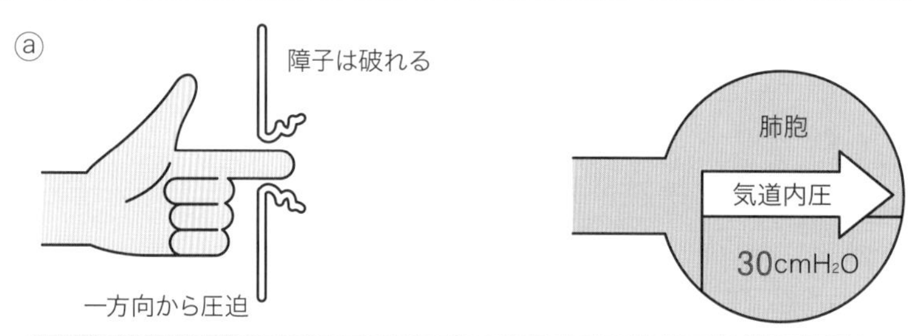

かつては、肺胞上皮にかかる圧は気道内圧だと考えられていました。

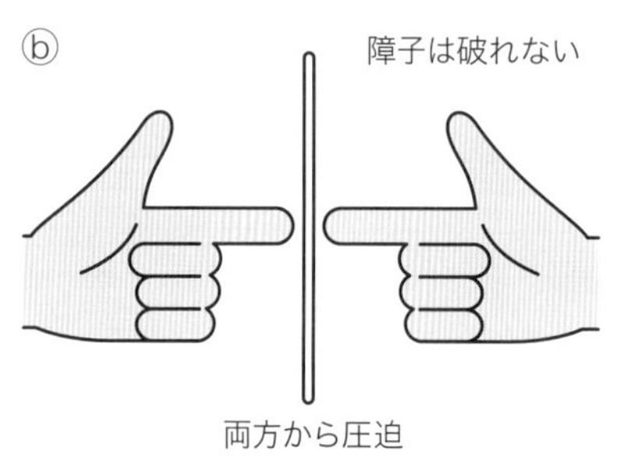

現在では、気道内圧から胸腔内圧を差し引いた圧（経肺圧）が、肺胞上皮にかかる真の圧だと考えられています。もし、強い吸気努力がある場合は、胸腔内圧が陰圧になるため、経肺圧が過大になる危険性があります。

図 1：経肺圧の解釈

コラム②

胸腔内圧の測定

経肺圧を測定するためには、胸腔内圧を測定する必要があります。しかし、そのためには胸腔内に圧センサーを差し込まないといけません。さすがにこれは危険ですので、現実的には実施できません。しかし、胸腔と食道は、解剖学的に隣接していることを応用すれば、胸腔内圧は食道内圧で代用することができます。つまり、食道の中に圧センサーを留置することによって、胸腔内圧の持続モニタリングが可能になるのです。

びます。経肺圧の概念が生まれたことによって、強い自発呼吸の有害性が認識されるようになってきました。**一般的に、経肺圧は 20〜25 cmH_2O 以下に抑えるのが理想的**です。

さらに、経肺圧の登場によって、より明確に適切な PEEP 設定も行えるようになってきました。つまり、肺胞虚脱を表すのは、気道内圧が 0 cmH_2O 以下になるときではなくて、経肺圧が 0 cmH_2O 以下になるときだとわかってきたのです。これまでは主に、ARDS ネットワークが発表している PEEP/F_IO_2 テーブルを用いて適切な PEEP を決めていました。しかし、これは患者個人の特性や病態を反映したものではありませんでした。経肺圧の登場で、患者ごとに最適な PEEP 設定をすることが可能になってきたのです。

しかし、経肺圧測定にもいくつか課題があります。まず、食道内圧を持続モニタリングできる人工呼吸器は、機種が限られています。このため、同時に複数の患者の経肺圧モニタリングを行う場合は、食道内圧をモニタリングできる人工呼吸器を複数台購入する必要があります。また、経肺圧は、肺の中の食道に近い領域にかかる圧力を表していますが、全肺野の経肺圧を示しているわけではありません。**ARDS 肺は、部位によって状態が異なる不均一な病像を呈していることが多いため、経肺圧のみで全肺野の情報をとらえることは困難**です。

経肺駆動圧

経肺圧と駆動圧の両方の概念を合わせたものが経肺駆動圧です。経肺圧の変動量を表していますので、「Δ経肺圧」と表現されることもあります。**経肺駆動圧は、（最大経肺圧）－（最小経肺圧・呼気終末の経肺圧）で表すことができ、10〜12 cmH_2O 以下に抑えることが理想的**です。

5 PCV の利点／欠点

PCV の利点は、最高気道内圧を制限できることです。治療経過中に、肺の状態（コンプライアンス・抵抗など）が変化しても、既定の最高気道内圧を維持することができます。また、PCV の流速は、VCV（漸減波）に類似しており、最初に速く、その後徐々にスピードダウンして注入します（図 2）。このため、気道抵抗の影響を受けにくく、気道内圧が上昇しにくいのが特徴です。また、VCV（定常波・矩形波）と比べ、患者の自発呼吸と同調性が良いのもメリットです。

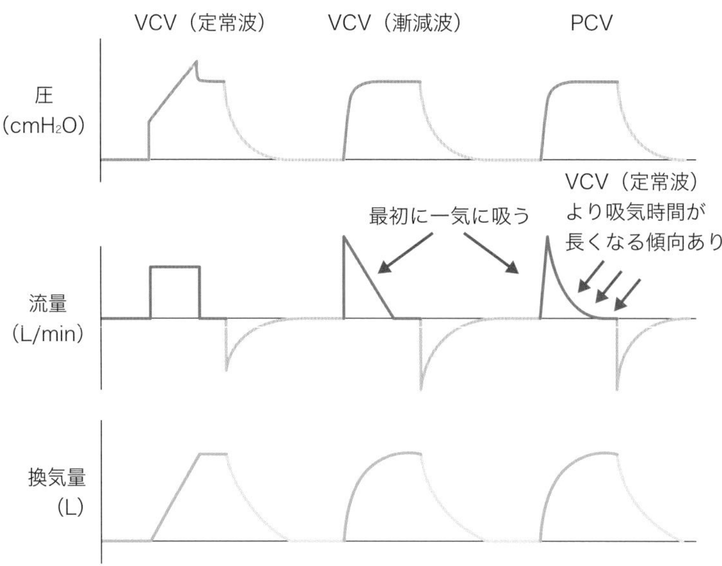

図2：PCVの特徴
PCVは、VCV（漸減波）にやや類似した波形になります。VCV（定常波）と比べると、患者との同調性が良いのが長所です。一方、吸気時間は長めなので、気管支喘息・COPD増悪など、吸気時間を短縮したい場合には不向きです。

VCVと比べ、肺内の換気分布が均一になりやすいのも特徴です。

一方、**PCVの欠点は、一回換気量の設定ができないこと**です。例えば、治療経過中に肺コンプライアンスが低下すると、一回換気量は減少してしまいます。このため、人工呼吸器のグラフィックモニターを自分で見て、適切な一回換気量になっているかを確認する必要があります。また、VCV（定常波・矩形波）と比べ、吸気時間が長く（呼気時間が短く）なりがちであるため（図2）、呼気時間を長く確保したい気管支喘息・COPD患者では、PCVよりVCVの方が有利になることがあります。

6 PCVの調整方法

PaO_2（SpO_2）と$PaCO_2$

PaO_2、$PaCO_2$の調整方法は、VCVと同様です。つまり、PaO_2を高くしたいときは、吸入する酸素の濃度を高くするか（F_IO_2 ↑）、吸入する圧力を高くします（PEEP ↑、PIP ↑）。$PaCO_2$を下げたいときは、一回換気量を多くする（PIP ↑）か、呼吸回数を多くします。

不同調（非同調）

人工呼吸の酸素供給パターンと患者の自発呼吸パターンにずれがある状態を不同調（非同調）と呼びます。多くの場合、非同調は人工呼吸器の強制換気モード中に発生します。人工呼吸患者の約25％で非同調が発生するともいわれていますが、医療従事者に認識されないことも多いの

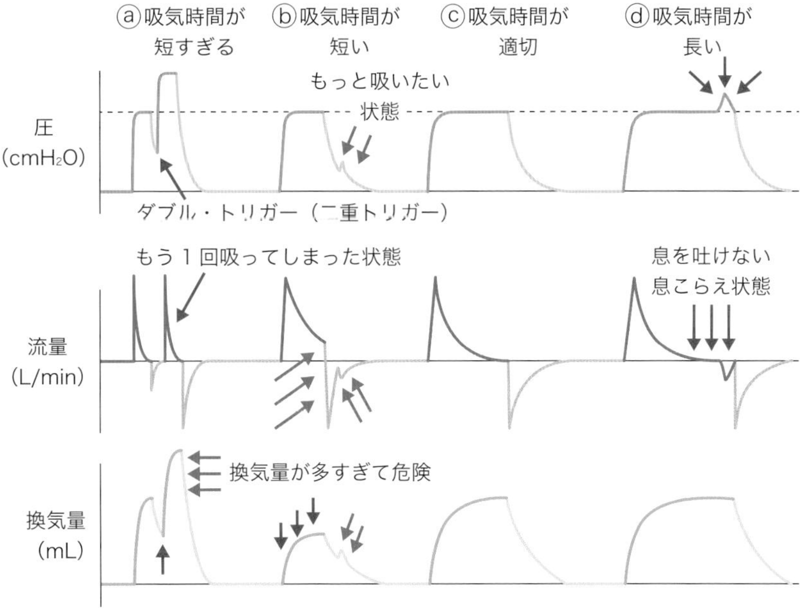

図３：PCVにおける早期サイクルと遅延サイクル
PCVにおいて吸気時間設定が不適切の場合、さまざまな異常をきたします。
ⓐ 吸気時間が短すぎる場合、人工呼吸器の呼気時にも患者の吸気努力が発生します。それを人工呼吸器がトリガーし、ダブル・トリガーを起こします。過剰な換気量になるため危険な状態です。
ⓑ 吸気時間が短い場合、人工呼吸器の呼気時にも患者の吸気努力が続いています。吸いたいのに吸えない状態ですので、過剰な吸気努力が発生し、肺胞上皮傷害を増悪させます。
ⓒ 適切な吸気時間の状態です。
ⓓ 吸気時間が長い場合、吐きたいのに吐けない状態になります。人工呼吸器の送気と患者の呼出努力がぶつかって、横隔膜障害を増強させる可能性があります。

が課題です。非同調の増加は、呼吸仕事量増加、内因性PEEP（auto-PEEP）、ガス交換不良、人工呼吸期間延長、圧損傷を起こす可能性があり、生存率を低下させる可能性もあります。**非同調を正確に発見するためには、食道内圧（経肺圧）モニタリングが有用**です。非同調にはさまざまな種類があり、①トリガーのずれ、②呼吸サイクルのずれ、③吸気流速のずれに大別されます。非同調の詳細は本書の第２章７に譲り、本項では②呼吸サイクルのずれについて解説します。

早期サイクル

早期サイクルは、自発呼吸の吸気が終わるよりも、人工呼吸の送気が早く終わってしまい、呼気相に吸気努力が残る異常です。吸気時間が短すぎる場合や一回換気量が少なすぎる場合に発生します。つまり、**患者にとっては「吸い足りない」状態**です。このため、流量波形の吸気相が基線に戻らないまま、途中で急激に呼気相へ移行します。流量波形・圧波形ともに、呼気相には波形の揺れが見られます（図３ⓑ）。呼気直後に患者が下顎挙上したり、呼吸補助筋を使用したりする様子が観察されることもあります。

送気相に発生した吸気努力（波形の揺れ）を人工呼吸器がトリガーしてしまうと、ダブル・トリガー（二段呼吸、ブレス・スタックとも呼ばれる）という非同調を起こします（図3ⓐ）。通常の送気サイクルだけであれば、吸気を十分に行えていないため、一回換気量が減少します。しかし、ダブル・トリガーが発生すると、息をきちんと吐く前に次の吸気が始まってしまうため、一回換気量が大きくなります。これは、肺胞上皮傷害を増悪させる可能性があるため危険です。吸気時間を長くするか、PIPを高くすることによって一回換気量を増加させる必要があります。

遅延サイクル

逆に、吸気時間が長すぎると、**自発呼吸の吸気が終わっても、まだ人工呼吸の送気が続いていることがあります**。これを遅延サイクルといいます。圧波形の吸気終末に、上に凸の波形が出現することもあります（図3ⓓ）。延長した吸気時間のあとに、急速に気道内圧が低下するのも特徴です。これは、内因性PEEPや肺過膨張の原因になるため危険です。また、人工呼吸器がまだ送気しているときに患者が息を吐こうとするため、呼吸仕事量（呼吸努力）が大きくなります。患者の腹部を触ると、吸気終末に腹筋が収縮するのがわかります。

7 流量パターンの活用法

肺コンプライアンスが低下したとき

肺コンプライアンス低下や気道抵抗上昇を認めたとき、鑑別すべき病態を表1に示します。ARDS・肺水腫の増悪などによって肺コンプライアンスが低下しても、PCVでは圧波形に変化はありません。しかし、換気量・流量曲線は小さくなります（図4）。また、肺が硬くなるため、呼気は短時間で終わってしまいます。

気道抵抗が上昇したとき

気管支喘息・気道内の喀痰貯留などによって気道抵抗が上昇した際、呼気時間が延長するのは、PCVもVCVと同様です（図5）。流量曲線の呼気速度が急激に低下するのも、PCVとVCVで共通です。ただし、VCVと異なり、PCVでは圧波形に変化はありません。気道抵抗が高いとき

表1：肺コンプライアンス低下・気道抵抗上昇の原因

肺コンプライアンス低下	気道抵抗上昇
・肺水腫増強 ・ARDS・肺炎 ・内因性PEEPによる肺過膨張 ・気胸 ・高度肥満 ・多量胸水・血胸・腹水（肺外部からの圧迫）	・喀痰貯留 ・気管チューブ内の水滴 ・気管支攣縮 ・気管支喘息発作 ・気管チューブを噛んでいる

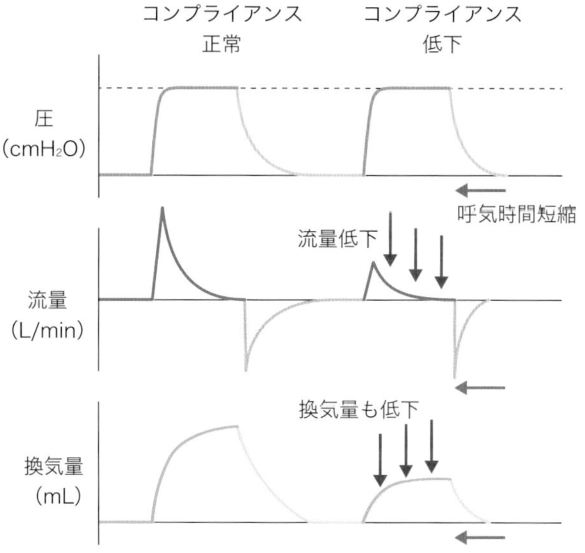

図4：**肺コンプライアンス低下時の波形変化**
PCVにおいて肺コンプライアンスが低下すると、流量・換気量波形が小さくなり、呼気時間が短縮します。

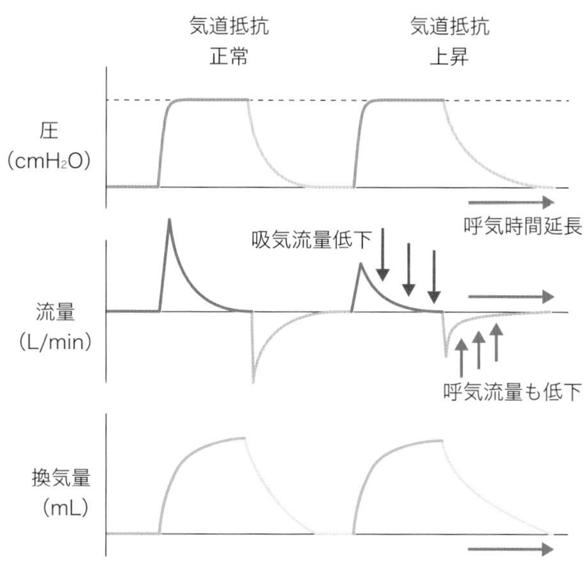

図5：**気道抵抗上昇時の波形変化**
PCVにおいて気道抵抗が上昇すると、流量波形が吸気・呼気ともに小さくなり、呼出時間が長くなります。

には、吸気時間を短く、呼気時間を長く設定する必要がありますが、PCVはVCV（定常波）ほど吸気時間を短く設定できません。このため、気管支喘息・COPD増悪などの際は、VCV（定常波）の方が有効であることがあります。

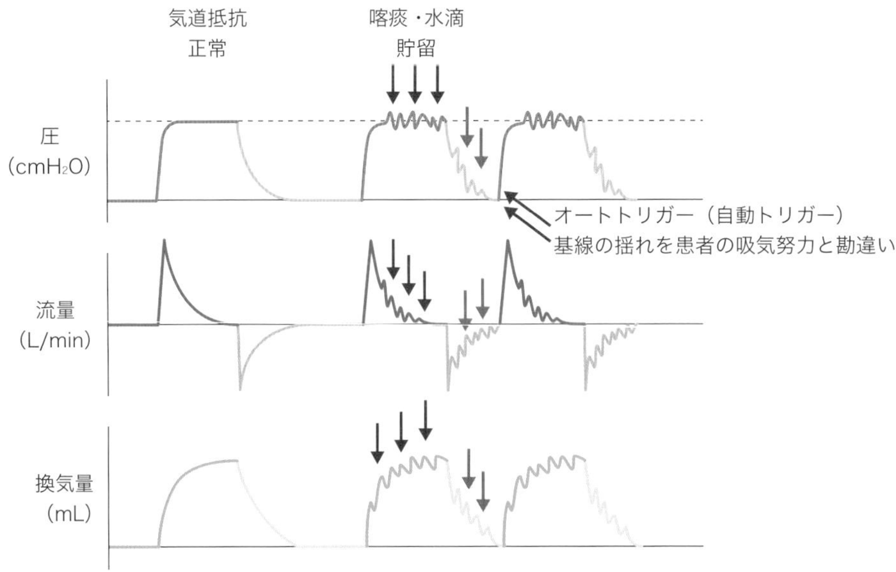

図6：波形の揺れと自動トリガー（オート・トリガー）
気管・気管支内に喀痰貯留したり、人工呼吸器回路内に水滴が貯留したりすると、呼気・吸気ともに波形がギザギザになります。場合によって、このギザギザを人工呼吸器がトリガーしてしまい、自動トリガー（オート・トリガー）を起こすこともあります。

波形の揺れと自動トリガー（オート・トリガー）

患者の気管・気管支内に喀痰貯留がさらに増加したり、人工吸気器の回路内に水滴が貯留したりすると、人工呼吸器モニターの圧・流量・換気量波形は、いずれもガタガタとした波線になります（図6）。呼吸に合わせて、水分が振動していることを表しています。このような場合には、喀痰吸引を行ったり、人工呼吸器回路内の水滴を捨てたりする必要があります。

さらに、この基線の揺れを、患者の吸気努力だと人工呼吸器が勘違いした場合は、人工呼吸器が送気を行い始めてしまいます。これを、**自動トリガー（オート・トリガー）**といいます（図6）。自動トリガーが発生すると、呼吸回数が異常に増加し、肺胞の安静を保てなくなります。また、十分な呼気が完了する前に自動トリガーが始まると、**内因性PEEP（エア・トラッピング）**が起こり、肺が過膨張してしまう危険性もあります。喀痰や回路内水分の貯留以外に、人工呼吸器の感度が高すぎる可能性もありますので、その場合は感度を下げます。

呼気波形が変化したとき

換気量曲線で、呼気波形が基線に戻らなくなった場合は、回路リークのサインです（図7）。また、流量曲線で、呼気波形が基線に戻らなくなった場合は、内因性PEEPのサインです。これらの変化は、PCVもVCVと同様です。

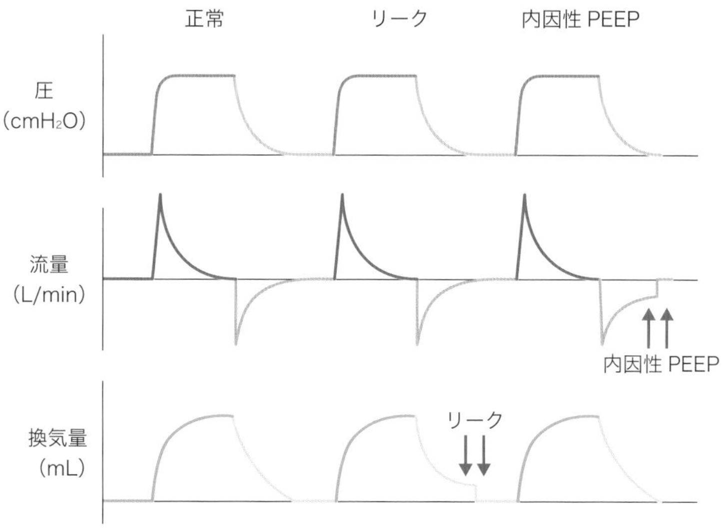

図７：PCV の呼気波形が変化する病態
PCV の呼気波形が基線に戻らない場合は、リークや内因性 PEEP の存在を疑います。特に、内因性 PEEP は気胸、循環動態増悪、ミス・トリガーなどを起こす危険性があります。

表２：令和時代の肺保護換気法

指標	目標
一回換気量	4〜8 mL/kg（理想体重）
プラトー圧	＜ 30 cmH_2O
呼吸回数	＜ 30 回 /min 以下（pH ＞ 7.25）
駆動圧	＜ 15 cmH_2O
経肺圧	＜ 20〜25 cmH_2O
Δ経肺圧（経肺駆動圧）	＜ 10〜12 cmH_2O
PEEP	経肺圧＞ 0 cmH_2O・EIT を指標　過膨張に注意
横隔膜機能	過剰 PEEP に注意
早期筋弛緩	おそらく有効（要・横隔膜評価）
呼吸仕事量（吸気努力）	・強い自発呼吸を抑制　経肺圧・$P_{0.1}$ で評価 ・振り子現象（Pendelluft）を起こさない
非同調（不同調）	特に Breath stacking・逆行性トリガーを避ける

・EIT（electrical impedance tomography）

⑧ 令和時代の肺保護換気法

肺保護換気法の有効性が最初に提唱されてから、20 年以上が経過しました。その間に、「肺保護換気」が意味する内容は徐々に進化してきました。これまで解説した内容をまとめると表２のようになります。これらのパラメータをすべて正常範囲に抑えながら人工呼吸を行うのは、最初は大変かもしれませんが、練習を繰り返せばきっとできるようになるでしょう。

文献

1）Amato, MB. et al. Driving pressure and survival in the acute respiratory distress syndrome. N Engl J Med. 372（8）, 2015, 747-55.

大下慎一郎

memo

4 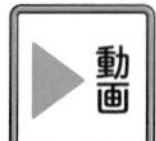

圧制御量規定換気（PRVC）

サクッとサマリー

- **PRVC は dual control ventilation（DCV）の一種であり、目標一回換気量が規定された PCV です。**
- **PRVC では、送気のたびに肺コンプライアンスを自動計算し、次の送気のための最適送気圧を調整します。**
- **患者の一回換気量が増加した場合、肺コンプライアンスが改善したのか、患者の吸気努力が強いのかは、PRVC には判断できません。**
- **吸気努力の強い患者では、PRVC によって人工呼吸関連肺損傷（VILI、VALI）がむしろ増強する危険性があります。**
- **PRVC は、肺コンプライアンスや吸気努力が変化しにくい術後、呼吸中枢異常、神経筋疾患などが良い適応です。**

① 圧制御量規定換気とはどんなモードか？

量規定換気（VCV）にも圧規定換気（PCV）にも、一長一短があります（本書の第1章1〜2参照）。では、お互いの短所を補い合える換気モードを作ることはできないでしょうか？ つまり、**VCV が苦手とする気道内圧調整、PCV が苦手とする換気量調整をうまく管理できる換気モード**があれば、とても便利そうです。この発想から生まれた換気モードが、**dual control ventilation（DCV）**です。DCV には、**量目標圧規定換気（volume-targeted pressure control；VTPC）**や、**圧制御量規定換気（pressure-regulated volume control；PRVC）**などが含まれます。人工呼吸器の開発メーカーによって、さまざまなネーミングが用いられています（**表 1**）。

通常、DCV といえば PRVC を示すことが多いですが、PRVC は目標一回換気量を目指して

表 1：各メーカーの圧制御量規定換気の呼びかた

メーカー名	機　種	換気モード名
コヴィディエンジャパン株式会社	Puritan Bennett™	VC+、VTPC
ドレーゲルジャパン株式会社	Evita®	AutoFlow
日本光電工業株式会社	HAMILTON C2、C3、C6	APV、CMV+、SIMV+
フクダ電子株式会社	Servo-i	PRVC

表2：人工呼吸法の種類と吸気開始・終了トリガー

		補助するもの	吸気開始を決める主体	吸気開始タイミングを決める因子	吸気終了を決める主体	吸気終了タイミングを決める因子
強制換気（調節換気）	VCV（従量式）	流量	人工呼吸器	時間	人工呼吸器	総流量
	PCV（従圧式）	圧	人工呼吸器	時間	人工呼吸器	吸気時間
	PRVC	圧	人工呼吸器	時間	人工呼吸器	吸気時間
補助換気	VCV（従量式）	流量	患者	患者の吸気努力	人工呼吸器	総流量
	PCV（従圧式）	圧	患者	患者の吸気努力	人工呼吸器	吸気時間
	PRVC	圧	患者	患者の吸気努力	人工呼吸器	吸気時間
自発換気	PSV/CPAP	圧	患者	患者の吸気努力	患者	吸気流速

PCVモードで換気を行う方法です。つまり、ネーミングはVC（量規定換気）となっていますが、換気方法はPCVに近いため、名前と実際の機能のギャップに少し違和感を覚えるかもしれません。

2 強制換気と補助換気

VCV、PCVには強制換気（調節換気）と補助換気があります（本書の1章1〜2参照）。PRVCは、人工呼吸器または患者が吸気開始を決め、一定時間が来たら吸気を終了するモードです（表2）。このことからも、PRVCは、VCVよりPCVに近い換気モードといえるでしょう。PRVCでも、自発呼吸がなければ強制換気（調節換気）を行いますし、自発呼吸があればそれをトリガーして補助換気を行うこともできます。

ビジュアル解説

PRVCの波形

PRVCの気道内圧・流量・換気量曲線は、PCVと類似しています。最初に早い流量で吸気し、その後漸減します（図1）。このため、PRVCも気道抵抗の影響を受けにくいモードです。VCV（定常波／矩形波）と比べ、患者の自発呼吸との同調性が良いのもPCVと共通です。一方で、VCV（定常波・矩形波）と比べ、吸気時間が長くなりがちです。これによって、内因性PEEP（エア・トラッピング）を起こしやすくなるため、十分な呼気時間を確保したい気管支喘息や、COPD患者には使用しない方がよいでしょう。

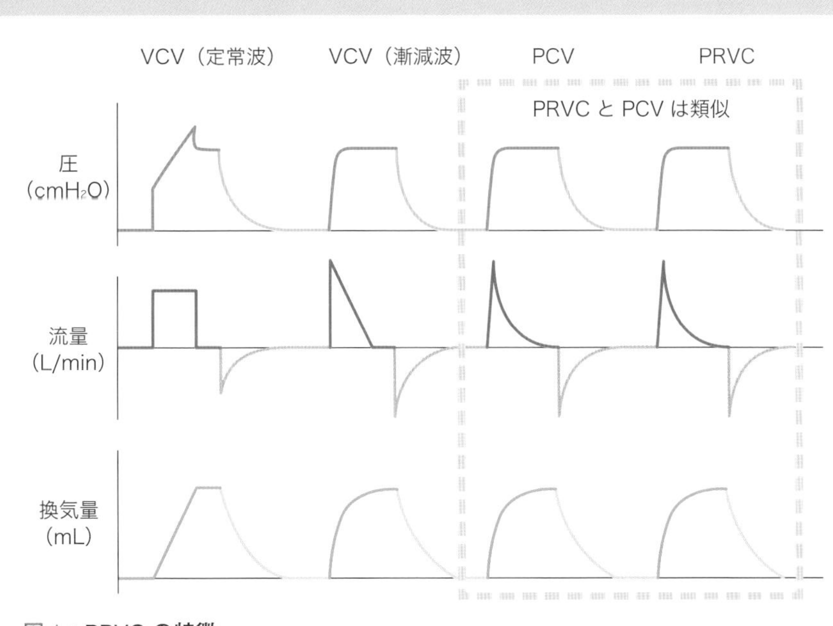

図 1：**PRVC の特徴**
PRVC は PCV に類似した波形になります。VCV（定常波）と比べると、患者との同調性が良いのが長所です。一方、吸気時間は長めなので、気管支喘息、COPD 増悪など、吸気時間を短縮したい場合には不向きです。

3 PRVC のアルゴリズム

PRVC モードでは、最初にテスト換気を行い、肺の動的コンプライアンスを測定します（図 2）。この動的コンプライアンスを元に、目標一回換気量を達成するのに必要な送気圧を計算します（図 3）。その後、計算された送気圧で換気が開始されます。このとき、送気量が目標一回換気量に達していたかどうかを自動的に確認します。もし、目標一回換気量と同量の送気が行われていれば、次の換気も同じ送気圧で行われます。しかし、もし目標一回換気量と比べ過不足があった場合は、次の呼吸における送気圧を調整します。この繰り返しを行うことによって、**VCV と同じく目標一回換気量を維持しながら、VCV よりも低い気道内圧を達成できるモードが PRVC です。**

人工呼吸器が、送気するたびに自分で自分の送気結果を解析して、次の送気のためのフィードバックするシステムを closed-loop system と呼びます。人工呼吸器が自分で考えて、自動的に換気方法を調整していくしくみは、ちょうど人工知能のようですね。

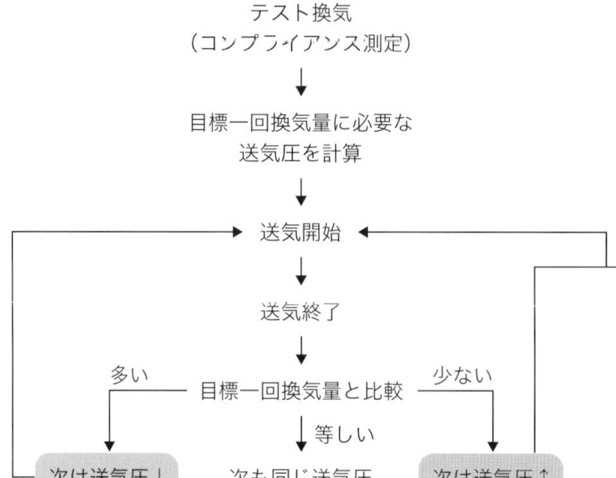

図 2：**PRVC のアルゴリズム**

PRVC では、最初に肺コンプライアンスの計測が行われます。その後、送気が行われ、目標一回換気量を達成できたかどうかが、自動的に評価されます。もし、目標一回換気量を達成できていれば、次の送気も同様に行います。しかし、もし目標一回換気量と比べて過不足があった場合は、送気圧を修正して、次の送気を行います。

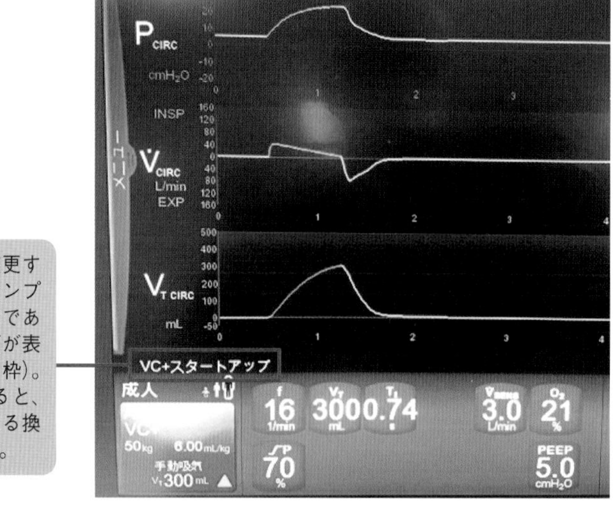

PRVC モードに変更すると、すぐに肺コンプライアンス計測中であることを示す画面が表示されます（赤枠）。この表示が消えると、PRVC モードによる換気が開始されます。

図 3：**PRVC の肺コンプライアンス計測画面**

コラム①

VCV と PCV の併用方法

厳密には、PRVC における VCV と PCV の併用には、以下の２つの種類があります。

①一呼吸ごとに再調整する方法：こちらが現在の主流です。あらかじめ設定した一回換気量において、１回呼吸するごとに人工呼吸器が肺コンプライアンスを計測し、次の呼吸のための適切な送気圧を決定する方法です。

②一呼吸の中で調整する方法：人工呼吸器は、目標一回換気量を目指して、最初は PCV で送気を開始します。もし、目標一回換気量に満たないと判断すると、途中で VCV に切り替えて不足分を補う方法です。ただし、この方法を用いた人工呼吸器は現在はではほとんど販売されていません。

④ PRVC の設定項目

PRVC を開始する際には、①一回換気量、② PEEP、③呼吸数、④ F_IO_2 の４項目を設定します。これらの設定項目は、VCV と同様です。一回換気量は 4～8 mL/kg（理想体重）に設定することが多いですが、その時の気道内圧がいくらになるかは、肺のコンプライアンスや胸郭コンプライアンスに影響されます。つまり、肺・胸郭コンプライアンスが極めて低い患者に、4～8 mL/kg（理想体重）の一回換気量を送気すると、気道内圧が 30 cmH_2O を超えてしまうこともあるのです。これに対して、PRVC では送気速度を調整することによって、最高気道内圧・プラトー圧が 30 cmH_2O を超えないようにしています。

コラム②

肺・胸郭コンプライアンスに影響を与える疾患

・肺のコンプライアンス＝肺の軟らかさ
　→ ARDS・肺水腫・間質性肺炎では低くなります（＝硬くなります）
・胸郭コンプライアンス＝胸郭のやわらかさ
　→肥満や高齢者では低くなります（＝硬くなります）

この違いだけ理解できれば、もう PRVC モードを使うことができます。動画を見て、実際の設定方法を復習してみましょう（**1-4 ①動画**）。

⑤ PRVC の利点／欠点

この解説を聞くと、PRVC は一見、良いとこ取りの理想的な人工呼吸モードに見えると思います。実際、吸気努力が弱い患者においては、目標一回換気量に達するまで、気道内圧をなるべく低値に制御してくれます。これがPRVCの最大のメリットでしょう。

しかし、吸気努力が強い患者では、ごく短時間で目標一回換気量に達するため、PRVCによる圧補助・流量補助機能は弱くなってしまいます。つまり、患者が息を吸おうとすればするほど、PRVCの呼吸サポートは小さくなるというジレンマが発生するのです。このため、強い吸気努力が発生する可能性がある急性呼吸不全では、PRVCを用いない方がよいでしょう。逆に、肺実質の傷害は高度ではなく、治療経過中に肺コンプライアンスが急激に変化することもなく、吸気努力が弱い患者が良い適応です。つまり、**術後、呼吸中枢異常、神経筋疾患の患者などが、PRVCの良い適応**でしょう。

コラム③

術後患者にはPRVCが最適か？

術後・呼吸中枢異常・神経筋疾患患者では、PRVCが良い適応と述べましたが、果たしてVCVやPCVと比較しても、PRVCを用いる方が有効なのでしょうか？ 実は、必ずしもそうとは言いきれません。肺傷害が高度ではない患者の人工呼吸管理では、あまり複雑な呼吸生理学を考える必要がないため、VCV、PCV、PRVCのいずれを用いても、大きな違いはないからです。

6 PRVCの調整方法

PaO_2（SpO_2）、$PaCO_2$の調整方法は、VCVと同様です（本書の第1章2参照）。つまり、PaO_2を高くしたいときは、F_IO_2を高くするか、圧力（PEEP）を高くします。$PaCO_2$を下げたいときは、一回換気量を多くするか、呼吸回数を多くします。

7 流量パターンの活用法

急性期の急性呼吸不全

PRVCでは、人工呼吸器が肺コンプライアンスを自動計測して送気圧を自動調整するため、呼吸の生理学的指標がマスクされがちです。つまり、VCV・PCVのように、肺コンプライアンス、気道抵抗の変化、不同調などを発見するのは、やや困難です。むしろ、このような変化が出現する可能性のある急性期の急性呼吸不全では、PRVCを使用しない方がよいでしょう。

肺コンプライアンスが上昇（改善）したとき

治療経過中に肺コンプライアンスが改善すると、一回換気量は徐々に増加して、目標一回換気

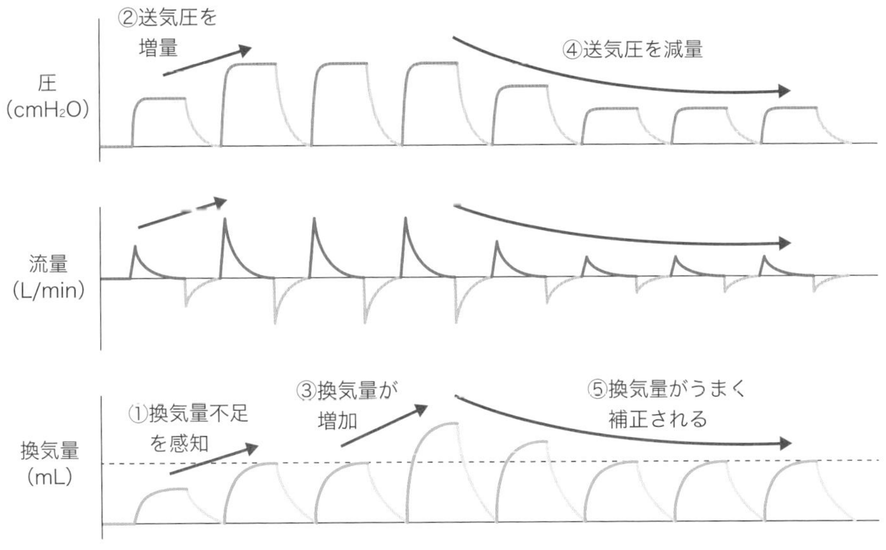

図4：PRVC使用中の肺コンプライアンス変化
①最初に目標一回換気量を達成できていないことを感知します。
②この結果を踏まえて、送気圧を補正して、目標一回換気量を達成できるように調整されます。
③治療経過中に肺コンプライアンスが改善していくと、一回換気量が徐々に増加します。
④ PRVCは一回換気量が目標値になるよう、気道内圧を徐々に低下させます。
⑤再び、一回換気量が目標値に近づいていきます。

量を超えるにようになります（図4）。すると、PRVCでは必要な送気圧が減少したと判断して、送気圧・送気流量ともに減量します。その結果、一回換気量は徐々に補正されて、元どおりの目標一回換気量に戻っていきます。しかし、そのときの送気圧・送気流量は、いずれも低下したままになります。ただし、肺コンプライアンス改善が原疾患改善によるものであれば、通常は短時間で変化することはなく、じわじわと長時間をかけて変化するでしょう。このため、**肺コンプライアンスの変化を発見するためには、数分～数十分単位ではなく、数時間～数日単位で送気圧・送気流量の変化を振り返る必要があります**。

呼吸仕事量（吸気努力）が強いとき

呼吸仕事量（吸気努力）が強いときにも、一回換気量は増加します（図5）。この変化は、前述の肺コンプライアンス改善・原疾患改善と異なり、数分～数十分の短時間で変化する可能性があります。この際も、PRVCによる送気圧・送気流量は徐々に減少していきます。しかし、そもそも呼吸仕事量（吸気努力）が増大した理由は、酸素消費量増大・酸素供給量減少などが原因になっていることがあるため、これらを解決しない限り、強い吸気努力は持続します。一回換気量が目標一回換気量を超えた状態が持続すると、PRVCはずっと送気圧・送気流量を減量し続けます。そして、この不十分な送気圧・送気流量によって、さらに呼吸仕事量（吸気努力）は増大していくという悪循環に陥ります。これは、極めて危険な状態ですので、早急に発見する必要があります。

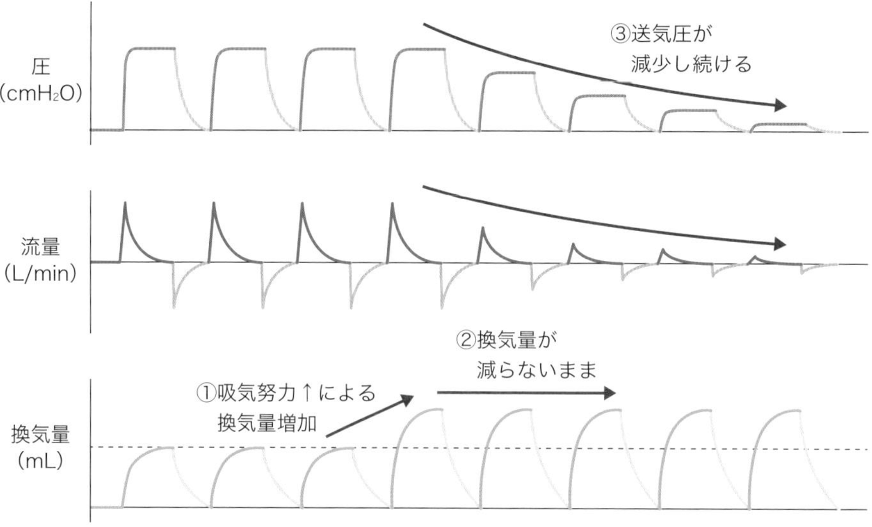

図５：PRVC 使用中の呼吸仕事量（吸気努力）増加

①呼吸仕事量（吸気努力）増加が発生すると、一回換気量が増加します。
②しかし、呼吸仕事量増加による一回換気量増加の場合は、PRVC による送気圧・送気流量が減少しても、一回換気量が減少しません。
③ PRVC は、目標一回換気量を上まわる一回換気量を感知する限り、送気圧・送気流量を減量し続けていきます。これは、重篤な低酸素血症を招く危険性があります。

コラム④

酸素消費量・酸素供給量に影響する因子

酸素消費量が増大する要因には、①覚醒、②浅すぎる鎮静、③不十分な鎮痛、④発熱、⑤感染症の合併などがあります。一方、酸素供給量が減少する要因には、①心拍出量低下、②過剰な水分などがあります。いずれも、肺以外に原因があることも多いため、呼吸仕事量（吸気努力）が変化した際には、全身をくまなくチェックすることが重要です。

また、この状況は、肺胞上皮にも悪い影響を与えます（図６）。肺胞上皮にかかる真の圧である経肺圧は、一般的に（気道内圧）－（食道内圧 or 胸腔内圧）で表されます。PRVC 使用中に、呼吸仕事量（吸気努力）が増大した際は、気道内圧が徐々に減少していくと解説しましたが、気道内圧が減少するほど、患者は頑張って吸気する必要がありますので、食道内圧（胸腔内圧）はより強い陰圧で吸気することになります。このため経肺圧は、気道内圧が高かったときよりも、増大していくことになります（図６ⓒ）。つまり、**吸気努力の強い患者では、PRVC は人工呼吸器関連肺損傷（VILI、VALI）をむしろ増強させる危険性があります**。

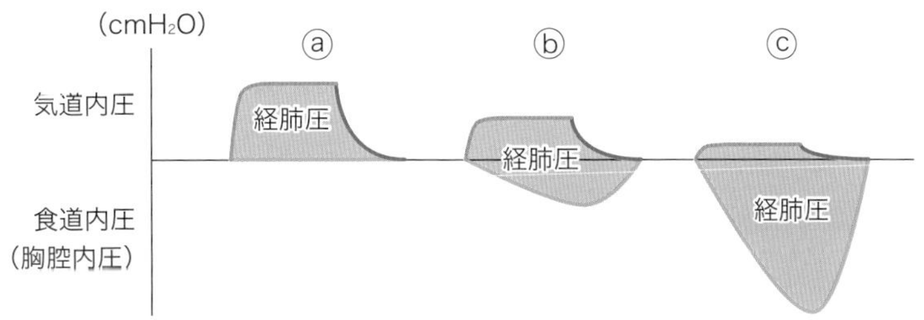

図６：強い吸気努力と経肺圧
強い吸気努力・増加した一回換気量を感知して、PRVC の送気圧が徐々に減少していくと、患者はもっと頑張って吸気するようになります。このため、胸腔内圧（食道内圧）は、どんどん強い陰圧になっていきます（ⓐ→ⓑ→ⓒ）。その結果、経肺圧（＝気道内圧－食道内圧）がむしろ増大し、人工呼吸器関連肺損傷を増強させる危険性が高まります。

ビジュアル解説

気道閉塞したとき

喀痰などで気道閉塞したとき、VCV、PCV、PRVC の反応は大きく異なります。VCV では、気道閉塞によって目標一回換気量を達成することができなくなるため、何度も送気を繰り返す現象が発生します（図７ⓐ、ⓑ）。突然、発作のような呼吸様式になるため、驚くことも多いでしょう。一方、PCV では、気道閉塞の影響で、少量の送気のみですぐに目標気道内圧に到達してしまうため、十分な一回換気量を送気していないにもかかわらず送気が終了してしまいます（図７ⓒ）。このため、一見穏やかな呼吸をしているように見えてしまいますが、一回換気量は著明に減少してしまい、SpO_2 低下という事態を招きやすいです。PRVC は PCV に類似した送気を行うため、気道閉塞しても、PCV と同様に一見穏やかな呼吸を行います。しかし、PRVC では、目標一回換気量を達成できていないことを感知するため、送気流速を様々にアレンジして、なんとか目標一回換気量を達成しようと試みます（図７ⓓ）。もし目標一回換気量を達成できない場合は、すぐにアラームが鳴るため、PCV よりも気道閉塞を発見しやすい特徴があります（1-4 ②動画）

ⓐ VCV（定常波・矩形波）使用中の気道閉塞

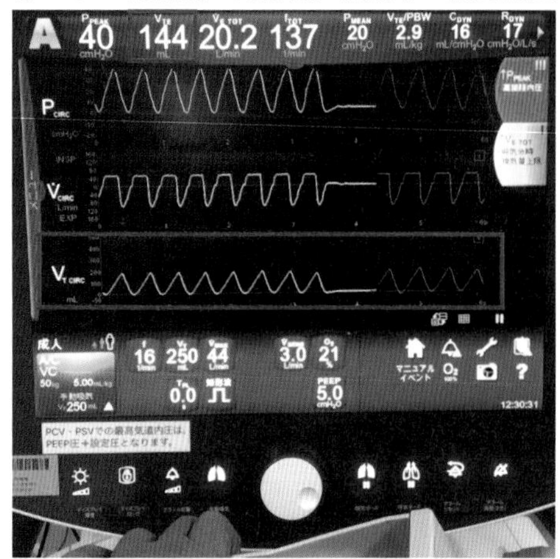

目標一回換気量を達成できないため、人工呼吸器はすぐに不足分を押し込もうとします。しかし、気道閉塞していますので、何度押し込もうとしてもうまく送気できず、人工呼吸器は発作のように何度も連続して送気を繰り返します。

ⓑ VCV（漸減波）使用中の気道閉塞

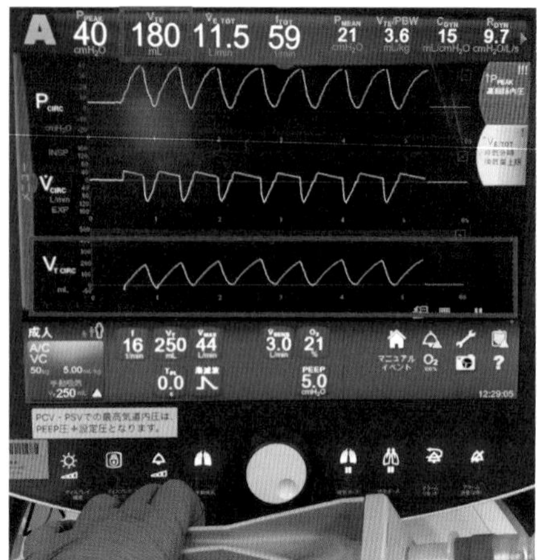

VCV（定常波・矩形波）と同様に、何度も連続して送気を繰り返します。

ⓒ PCV 使用中の気道閉塞

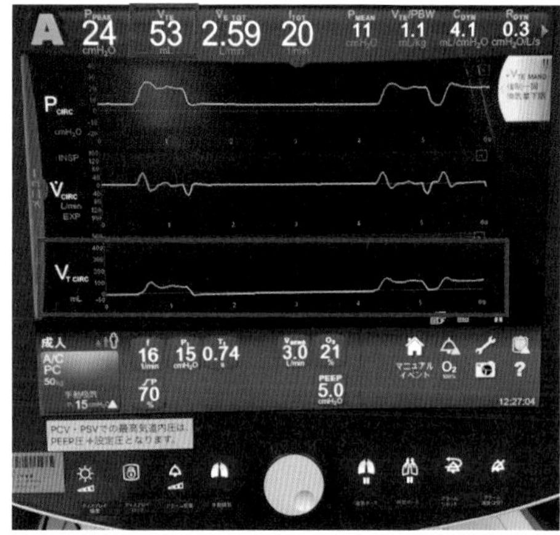

少量の送気を行うだけで目標気道内圧に達してしまうため、PCV はすぐに送気をやめてしまいます。このため、VCV で認められた発作のような連続送気は起こらないものの、一回換気量は極めて低値になり（赤枠）、SpO_2 低下のリスクが高まります。

ⓓ PRVC 使用中の気道閉塞

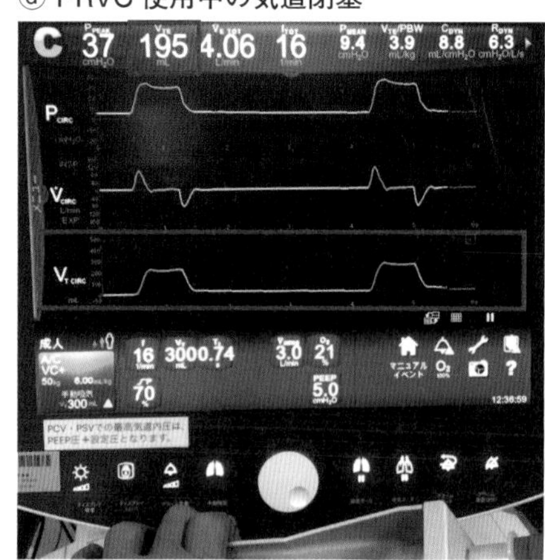

PRVC も PCV と同様、発作のような連続送気は起こりません。しかし、PRVC では目標一回換気量を達成できていないことをすぐに感知しますので、送気流速をアレンジして、目標一回換気量を達成しようと試みます（赤枠）。

図 7：VCV・PCV・PRVC 使用中の気道閉塞

大下慎一郎

5 ▶動画

補助 - 調節換気（A/C）

サクッとサマリー

- 強制換気と自発換気の違いを理解しましょう。
- 強制換気には補助換気と調節換気の２種類があります。
- A/C はどんな呼吸に対しても設定された換気が同じように行われるモードです。
- 呼吸仕事量は最も軽減されるモードですが、呼吸数が増えると過換気になったり auto-PEEP がかかったりする場合があります。
- A/C は、自発呼吸がない／不十分なとき、呼吸仕事量を軽減した方がよいときが使いどころです。

① 人工呼吸器の呼吸パターン

人工呼吸器にはさまざまなモードがあり、メーカーや機種によって呼び名が異なるため、理解が難しいと思われがちです。しかし、知っておかなければならない換気モードは実は多くはなく、補助 - 調節換気（assist/controlled mechanical ventilation；A/C）、SIMV、CPAP、PS の４つだけです。ここでは A/C について説明しますが、人工呼吸器のモードを理解する上で、人工呼吸器の呼吸パターンについて見ていきたいと思います。

人工呼吸器の呼吸パターンは表１に示す３つがあります。吸い始めと吸い終わりのタイミングを機械が決めるのか、患者が決めるのかがその違いになっています。「吸い始めも吸い終わりも患者が決める」のが自発換気です。「設定された換気回数に応じて機械が決めたタイミングで吸い始め、設定された換気条件に達したら吸い終わる」のが調節換気、「患者の自発呼吸を感知して吸い始め、設定された換気条件に達したら吸い終わる」のが補助換気です。

表１：人工呼吸器の呼吸パターン

呼吸パターン		吸気の始まり（トリガー）	吸気の終わり（サイクル）
強制換気（mandatory ventilation）	調節換気（control ventilation）	機械が決める（時間トリガー）	機械が決める
	補助換気（assist ventilation）	患者が決める（圧トリガー、流量トリガー）	機械が決める
自発換気（spontaneous ventilation）		患者が決める（圧トリガー、流量トリガー）	患者が決める

Topics

各メーカーにおけるA/Cモード名称の違い

同じモードでもメーカーによって呼び方が違うので、ややこしく感じてしまいますよね。主なメーカー・機種ごとのA/Cの名称を表2に記載します。

表2：主なメーカー・機種ごとのA/Cの名称

メーカー	機種	換気モード	
		VCV	PCV
アイ・エム・アイ株式会社	VELA	ボリュームA/C	プレッシャーA/C
コヴィディエンジャパン株式会社	Puritan Bennett™ 840、980	A/C（VC）	A/C（PC）
	Newport™ e360	VC A/CMV	PC A/CMV
ドレーゲルジャパン株式会社	Evita® XL、Evita® 2 dura	VC-CMV	BIPAP アシスト
	Evita® Infinity® V500、Savina® 300	VC-AC	PC-AC
日本光電工業株式会社	HAMILTON C2、C3、C6	（S）CMV+	PCV＋
フクダ電子株式会社	Servo-i	VC	PC

② A/Cの特徴

A/Cはassist/controlled mechanical ventilationの略で、その名の通り補助換気または調節換気を行うモードです。**患者の自発呼吸の有無に合わせて機械が自動的に補助換気と調節換気とを切り替えており、患者の自発呼吸があるときには補助換気、ないときには調節換気を行います。**調節換気の場合も補助換気の場合も、「全ての呼吸に対してあらかじめ設定された換気」が行われます。なので、自発呼吸があろうがなかろうが、自発呼吸の回数が何回であろうが、全ての呼吸で設定された換気がきちんとなされます。

従量式換気の例で見ていきましょう。換気の設定を一回換気量400mL、換気回数10回/min、PEEP 5 cmH_2O、F_IO_2 0.30と決めると、この決めた換気がどの呼吸に対しても行われます。つまり、自発呼吸がまったくない場合は、6秒に1回のペースで人工呼吸器が換気を行います（図1、**1-5 動画①**参照）。自発呼吸がある場合は6秒に1回のペースでの換気に加え、自発呼吸に合わせて設定通りの換気を行います（図2、**1-5 動画②**参照）。自発呼吸が10回以下の場合は全部で10回の換気が行われますし、自発呼吸が11回以上の場合は呼吸した回数分の換気が行われます（図3、**1-5 動画③**参照）。

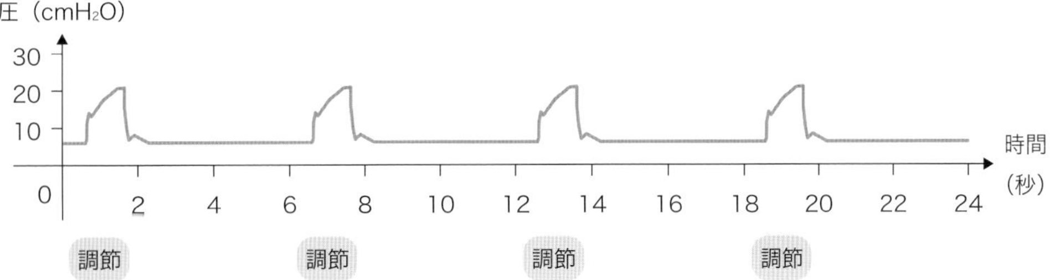

図１：**自発呼吸がない場合**
６秒に１回、時間トリガーで調節換気が行われています。

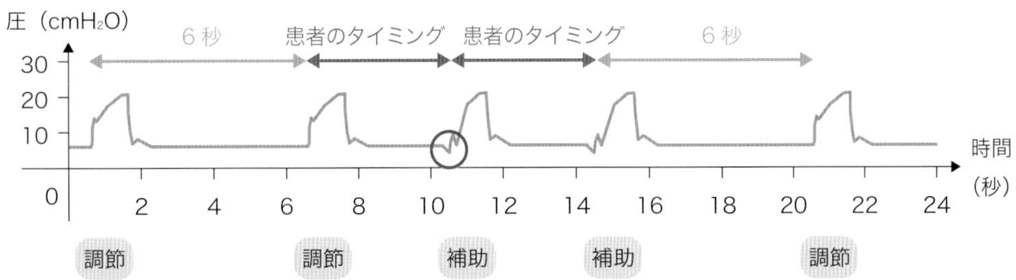

図２：**自発呼吸が設定換気回数以下の場合**
前回の換気から６秒以内に自発呼吸があれば補助換気、６秒以上自発呼吸がなければ６秒たった時点で調節換気が行われます。自発呼吸は呼吸筋が胸郭を広げ、胸腔内圧が陰圧になり、胸腔内と外の圧格差が生まれることによって生じる「陰圧換気」ですよね。なので、自発呼吸は赤丸印のように気道内圧がPEEPから少し下がるのが目印です。

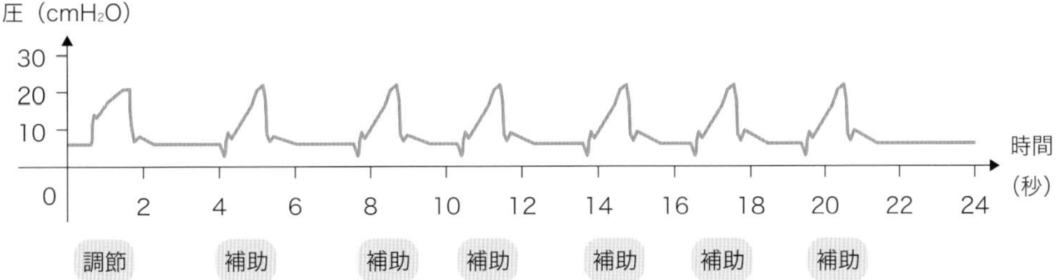

図３：**自発呼吸が設定換気回数以上の場合**
自発呼吸が何回あっても全てに対して設定された補助換気が行われます。

3 A/C での初期設定

A/C の設定項目は以下のようになります。

①強制換気の方法（VCV か PCV）

② VCV なら一回換気量と吸気流量、PCV なら吸気圧と吸気時間

③換気回数

④ PEEP

⑤ F_IO_2

⑥トリガー（流量トリガーか圧トリガー）とトリガー感度

コラム

トリガー

人工呼吸器はトリガーと呼ばれる患者の吸気努力を感知するシステムにより同調を得ています。トリガーとは「呼吸開始の合図」のようなものです。トリガーについて知っていると呼吸器のモードも理解しやすいと思います。自発呼吸がない場合に換気回数に応じたタイミングで機械が換気を開始する「時間トリガー」、自発呼吸による呼吸器回路内圧の変化を検出する「圧トリガー」、自発呼吸による回路内のガスの流れの変化を感知する「流量トリガー」があります。圧トリガーは、呼吸器の回路内圧が自発呼吸により陰圧になる変化を感知して換気を開始します。流量トリガーは人工呼吸器の吸気側から一定流量のガスを流し、吸気側と呼気側でその量を測定します。吸気側から送気している量より呼気側で測定した量が減ったときに吸気努力として感知され、換気が開始されます。圧トリガーと流量トリガーはトリガー感度を設定することができます。感度が高すぎると人工呼吸器が患者の自発呼吸を認識せずに換気が開始されない「**ミス・トリガー**」が生じ、トリガー感度が低すぎるとちょっとした体動・患者自身の心拍・吃逆・回路内の水滴・回路のリークなどの自発呼吸以外の要素で換気が始まってしまう「**オート・トリガー**」が生じます。

F_IO_2は1.0で開始し、SpO_2を見ながら適宜調整していきます。PEEPは5 cmH_2Oで開始します。一回換気量は6〜8mL/kg（予測体重）で、pHを見ながら換気回数を決めるとよいでしょう。ただし、**初期設定のまま換気し続けるのではなく、どのような病態で侵襲的人工呼吸管理が必要となったのかを考え、コンプライアンス・気道抵抗・酸素化・換気などを見て適宜設定を調整しなければなりません。**

4 A/Cの利点・欠点

全ての呼吸に対して呼吸器が換気を行うので、呼吸仕事量が最も軽減されます。ただし、自発呼吸が頻回に出現すると、頻呼吸になっても一回換気量は変わらないため、過換気になる可能性があったり、呼気が終了する前に次の換気が開始されてauto-PEEPがかかる可能性があったりというデメリットがあります。また、患者が望む吸気時間と設定された吸気時間がずれることで非同調が生じ、患者に苦痛を与える可能性があります（コラム「内因性PEEP（auto-PEEP）」参照）。

コラム

内因性 PEEP（auto-PEEP）

十分な呼気時間がなく、吸った換気量を吐き出せないうちに次の換気が開始されると、エア・トラッピングが生じ、呼気終末に PEEP 以上の気道内圧がかかってしまいます。この状態を内因性 PEEP（auto-PEEP）と呼びます（図 4）。auto-PEEP の有無は流量波形を見るとわかりやすいです。また、多くの人工呼吸器では呼気ポーズ（呼吸器の機種によっては呼気ホールド）を測定することで auto-PEEP を測定できます（図 5）。

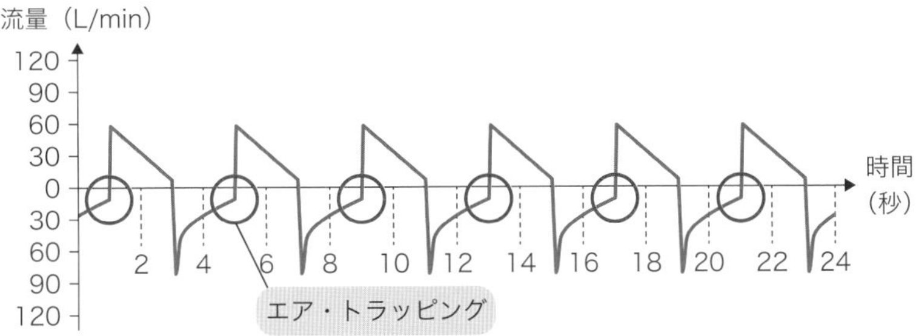

図 4：auto-PEEP がかかっている時の流量波形
呼気終末に流量が 0 L/min に戻る前に次の換気が開始されています。

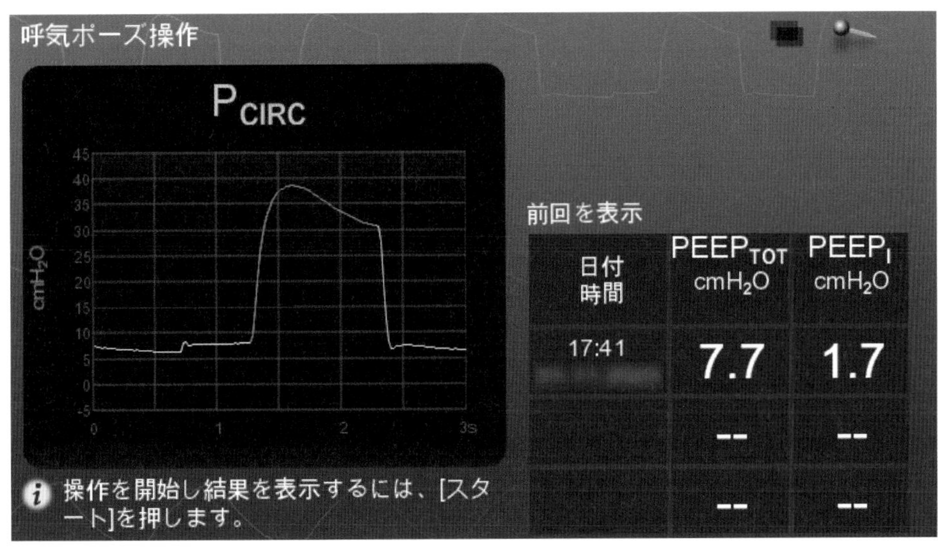

図 5：呼気ポーズ
$PEEP_I$：auto-PEEP の測定値、$PEEP_{TOT}$：PEEP ＋ auto-PEEP

5 A/C の使いどき

A/C は、自発呼吸のみでは安全に管理ができない場合に使用します。それはどのような患者でしょうか。自発呼吸がない場合や、自発呼吸があっても浅く早い呼吸をしていたり徐呼吸であったりと不十分な場合、努力様呼吸をしており呼吸仕事量を軽減した方がよい場合などは強制換気が必要で、A/C の使いどころといえるでしょう。

岩田和佳奈／櫻谷正明

memo

6 動画

同期式間欠的調節換気（SIMV）

サクッとサマリー

- **SIMV は患者の自発呼吸の回数によって換気パターンが異なります。**
- **設定換気回数が自発呼吸以下なら A/C と同じです。**
- **設定換気回数以上は補助されず、自発換気になります。**

1 SIMV の特徴

SIMV は synchronized intermittent mandatory ventilation の略で、**同期式間欠的強制換気**といいます。**患者の自発呼吸に同期して、間欠的に強制換気を行うモード**です。これだけ聞くと「どういう意味だろう？」と理解しにくいと思いますが、実は本書の第 1 章 5 で説明した呼吸の 3 パターンである自発換気、補助換気、調節換気を呼吸に合わせて行っているだけなのです。設定した換気回数と実際の自発呼吸の回数によって換気方法が異なり、それさえ押さえておけば SIMV は難しくありません。

患者の自発呼吸がない場合や、自発呼吸が設定した換気回数以下の場合は、A/C とまったく同じことを行います。従量式換気の例で見ていきましょう。換気の設定を一回換気量 400mL、換気回数 10 回 /min、PEEP 5 cmH_2O、F_IO_2 0.30 とします。自発呼吸がまったくない場合は、6 秒に 1 回のペースで人工呼吸器が換気を行います（図 1、**1-6 動画①**参照）。自発呼吸がある場合は 6 秒に 1 回のペースでの換気に加え、自発呼吸に合わせて設定通りの換気を行います（図 2、**1-6 動画②**参照）。ここまでは A/C と同じことをしていますよね。一方で、自発呼吸の回数が設定した換気回数よりも多い場合は、設定回数以上の呼吸は自発換気になります（図 3、**1-6 動画③**参照）。この点が A/C と SIMV の相違点です。例えば先ほどの例でいうと、自発呼吸の回数が 16 回 /min になると、10 回分までは設定した補助換気になりますが、それを超えた 6 回分に対しては補助換気は行われず、自発換気になります。

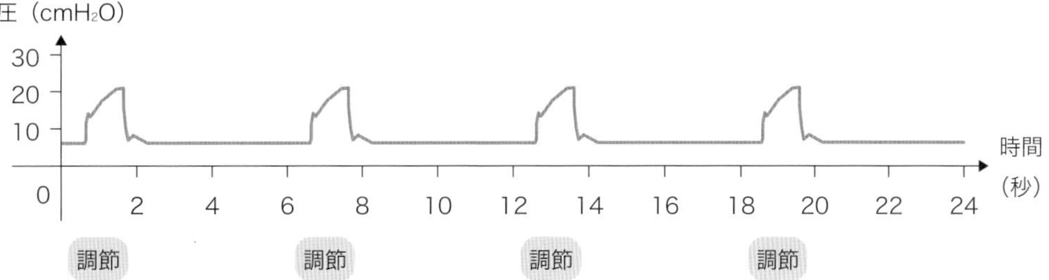

図１：自発呼吸がない場合

A/C と同様に６秒に１回、時間トリガーで調節換気が行われています。

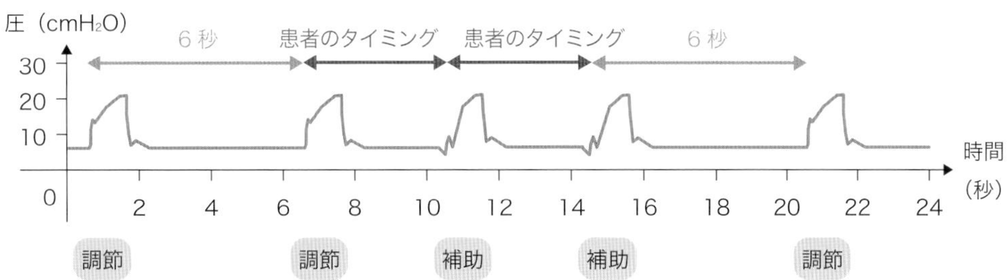

図２：自発呼吸が設定換気回数以下の場合

前回の換気から６秒以内に自発呼吸があれば補助換気、６秒以上自発呼吸がなければ６秒たった時点で調節換気が行われます。こちらも A/C と同様です。

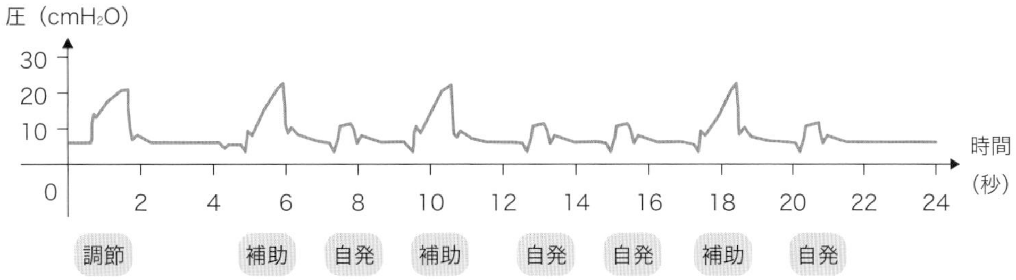

図３：自発呼吸が設定換気回数以上の場合

自発呼吸の回数が設定した換気回数よりも多い場合は、設定回数以上の呼吸は自発換気になります。

コラム

各メーカーにおける名称の違い

同じモードでもメーカーによって呼び方が違うので、ややこしく感じてしまいますよね。主なメーカー・機種ごとのSIMVの名称を表に記載します。

表：主なメーカー・機種ごとのSIMVの名称

メーカー	機種	換気モード	
		VCV	PCV
アイ・エム・アイ株式会社	VELA	ボリュームA/C	プレッシャーA/C
コヴィディエンジャパン株式会社	Puritan Bennett™ 840、980	SIMV（VC）	SIMV（PC）
	Newport™ e360	VC SIMV	PC SIMV
ドレーゲルジャパン株式会社	Evita® XL、Evita® 2 dura	VC-SIMV	PC-BIPAP
	Evita® Infinity® V500、Savina® 300	VC-SIMV	PC-BIPAP/SIMV
日本光電工業株式会社	HAMILTON C2、C3、C6	SIMV＋	DuoPAP
フクダ電子株式会社	Servo-i	SIMV（従量式）＋PS	SIMV（従圧式）＋PS

② SIMVでの初期設定

SIMVには強制換気と自発換気があるため、A/Cの設定項目に加え、自発換気の際の設定も行わなければなりません。具体的には以下の設定項目になります。

①強制換気の方法（VCVかPCV）
② VCVなら一回換気量と吸気流量、PCVなら吸気圧と吸気時間
③換気回数
④ PEEP
⑤ F_IO_2
⑥トリガー（流量トリガーか圧トリガー）とトリガー感度
⑦ PS圧と吸気終了基準（ターミネーション・クライテリア）

A/Cと同様に F_IO_2 は1.0で開始し、SpO_2 を見ながら適宜調整していきます。 PEEPは5 cmH_2O で開始します。一回換気量は6〜8mL/kg（予測体重）で、pHを見ながら換気回数を決めるといいでしょう。

自発換気に対してはPS圧を設定するのが一般的です。PS圧の初期設定に決まったものはありません。吸気終了基準というのは自発換気の際に患者の吸い終わりのタイミングを人工呼吸器

が認識するための設定項目です。吸気流量が設定した流量まで低下したタイミングで吸気の終了を検知します。一般的には最大吸気流量の25%と初期設定されています。吸気終了基準を高くすると早く吸気が終了し、吸気時間が短くなります。逆に低くすると吸気時間は長くなります。閉塞性換気障害で呼気時間が長く必要であったり、拘束性換気障害により吸気時間が短くなったりと吸気終了基準が原因で非同調が生じていると考えられる場合は調整が必要です。

3 SIMVの利点／欠点

SIMVはどんなに自発呼吸が増えても設定換気回数を超えたぶんは全て自発換気となるので、A/Cと比べて患者にかかる呼吸仕事量の負担は増えますが、そのぶん**過換気になりにくい**です。また呼吸パターンが強制換気と自発換気の2つあるので、患者にとってはどちらの呼吸になるのかわからないモードで、**非同調**を起こし、苦痛を与えてしまうかもしれません。

4 SIMVの使いどき

SIMVは強制換気の間に自発換気が行えることが最大の特徴で、synchronizedというだけにシンクロして同調しやすそうに思えますが、実はA/Cと比較して非同調の発生に差はありません[1, 2]。昔の呼吸器はトリガー感度が悪く、非同調が多かったため、患者のタイミングで自発呼吸もできるSIMVがよく使われていました。現在の呼吸器はトリガー機能が良くなっており、患者の吸気努力に同期しないことはほとんどなく、SIMVがほかのモードよりも優れているわけではありません。SIMVで非同調が起こる際は、鎮静薬を増やすのではなく、A/Cと同様に設定を変更してみましょう。

またSIMVでは強制換気の割合を変えることにより、患者の呼吸仕事量が変わるので、徐々に設定回数を減らしていけば人工呼吸器離脱が図りやすいように思え、実際に昔は人工呼吸器からの離脱によく使われていたモードですが、SIMVで少しずつ換気回数を減らしていく方法、CPAP＋PSVでPS圧を減らしていく方法、1日1回酸素吹き流しに変えて自発呼吸トライアルをする方法を比較すると、SIMVで少しずつ換気回数を減らしていく方法は人工呼吸器からの離脱に時間がかかるといわれています[3, 4]。現在は人工呼吸器を離脱するときにSIMVが使われることはほとんどありません。

では、どんなときにSIMV使うのがよいのでしょうか。一時的に換気量が低下する場合や無呼吸が出現する場合に頻回にアラームが鳴り、バックアップ換気が入ることがあります。一時的なものであるのならば、**SIMVをバックアップ換気のように使用することで、適切なアラーム設定を保ったまま頻回になるアラームを回避することができます。**

参考文献

1） Thille, AW. et al. Patient ventilator asynchrony during assisted mechanical ventilation. Intensive Care Med. 32（10）, 2006, 1515-22.
2） Robinson, BR. et al. Patient-ventilator asynchrony in a traumatically injured population. Respir Care. 58（11）, 2013, 1847-55.
3） Brochard, L. et al. Comparison of three methods of gradual withdrawal from ventilatory support during weaning from mechanical ventilation. Am J Respir Crit Care Med. 150（4）. 1994, 896-903.
4） Esteban, A. et al. A comparison of four methods of weaning patients from mechanical ventilation. Spanish Lung Failure Collaborative Group. N Engl J Med. 332（6）, 1995, 345-50.

岩田和佳奈／櫻谷正明

memo

7 ▶動画

プレッシャーサポート換気（PSV）

サクッとサマリー

- **PSV は自発呼吸を生かした圧換気の一種です。**
- **サポート圧は PEEP に上乗せします。**
- **吸気時間は患者次第となります。**
- **サポートとアシストの違いを理解しましょう。**

① PSV とは

PSV（pressure support ventilation）とはその名の示す通り、プレッシャー（圧）をサポートする換気モードです。日本語では圧支持換気と呼ばれます。人工呼吸器の世界では、**サポートは支持と訳す**のです。似て非なる用語としてアシストがあり、こちらは補助と訳されます。日本語ではサポートもアシストも似たような意味に感じますが、人工呼吸器の世界では異なる概念ですので間違えないようにしましょう。ここではPSV（プレッシャーサポート；圧支持換気）の特徴を、アシスト（補助換気）と比較しながら解説します。

② トリガーとリミット

吸気の開始（トリガー）

吸気の開始はトリガーと呼ばれ、**PSV では必ず患者トリガー**となります。患者トリガーとは患者自身の吸気努力を感知して、人工呼吸器が吸気を開始するものです。すなわち、**患者の自発呼吸がない場合には PSV は動作しません**。よって患者の自発呼吸がない場合は無呼吸になります。そのままでは呼吸停止の状態になってしまうので、バックアップ換気と呼ばれる強制換気のモードに切り替わります。無呼吸のときにどのような換気モードでバックアップするかを、あらかじめ決めておける人工呼吸器もあります。

患者トリガーには圧の変化を感知する圧トリガーと、流量の変化を感知するフロー（流量）トリガーとがありますが、最近の人工呼吸器はどちらも選べることが多いです。強制換気の場合、患者の自発呼吸がある場合はPSVと同じように患者トリガーとなり、その場合は補助換気（アシスト）と呼ばれます。このため、**患者の自発呼吸がある場合、サポートとアシストは同じ挙動**

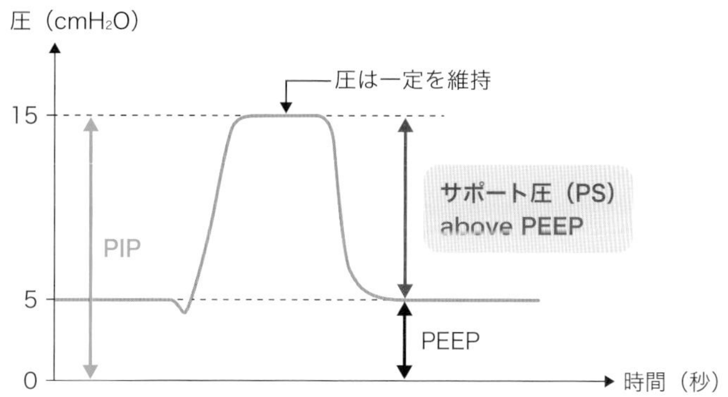

図1：サポート圧（PS）はPEEPに上乗せするもの

（患者トリガー）になります。一方で、患者の自発呼吸がない場合は、一定時間が経過すると機械の判断でトリガーして吸気を開始するので、時間（機械）トリガーとなります。そのような換気形式を調節換気（コントロール）と呼びます。

吸気の制御（リミット）

PSVでは、圧によって吸気の制御を行っています。すなわち設定した圧まで吸気を行い、制限（リミット）をかけています。サポート圧（PS）を10cmH_2Oと設定した場合は、この圧に達したらそれ以上にならないように10cm H_2Oを維持します。ちなみにPSはベースラインの圧であるPEEPに付加するものであり、**PEEPに上乗せする圧**になります。「～の上に」という意味のaboveを使って**above PEEP**と表現されることもあります。つまり、PEEP 5cmH_2OでPS 10cmH_2Oと設定した場合は、最高気道内圧（PIP）は15cmH_2Oになります（図1）。

3 PSVとPCVの違い（吸気の終了；サイクル）

前述のトリガーとリミットは、実はPSVもアシストも同じです。圧換気の強制換気であるA/C-PCV（assist/control-pressure control ventilation）でもPSVでも、患者の自発呼吸があればそれをトリガーして吸気を開始し、設定した圧で維持する、という部分は同じなのです。**PSVとPCVの違いは、サイクルと呼ばれる吸気の終了部分にあります**。

皆さんは何秒間かけて息を吸っていますか？ おそらく、いま安静にして本書を読んでいる人は、2秒ぐらいで吸気し、3秒ぐらいで呼気しているのではないでしょうか。多くの**強制換気のモードでは、吸気時間を秒という絶対値で設定**します（吸気と呼気の比であるI：E比と呼吸回数から間接的に吸気時間を設定する場合もありますが、やっていることは同じです）。設定した吸気時間が経過すると、人工呼吸器は吸気を終了し、呼気に移行するのです。この強制換気の吸気時間の設定の問題点は、同調性にあります。自発呼吸がある場合、その患者が必要とする吸気時間を見極めて設定しなくてはなりません。安静時に2秒だった吸気時間でも、呼吸不全に陥ったり、発熱したりで呼吸努力が増大し、呼吸回数が多くなってくると吸気時間は短くなります。

皆さんが、家の近所をジョギングして帰ってきたときの吸気時間を想像してもらえばわかりやすいと思います。ある時点で適切と考えて吸気時間を2秒に設定したとしても、状態が変わり、患者の呼吸時間が1秒に短くなると、残りの1秒間は呼気することができず、息こらえ状態になってしまいます。逆もしかりで、患者がもっと長く吸気したいという状況で短すぎる吸気時間を設定してしまうと同調性が悪くなり、非同調につながります。

一方で**PSVの吸気時間は患者次第**です。患者が長く吸いたい場合は吸気時間が長くなり、すぐに吸い終わる場合は吸気時間が短くなります。このため、同調性が良くなります。すなわち**PSVでは患者は好きなときに吸って、好きなときに吐ける（呼気に移行する）**のです。吸気時間は患者次第です。

ビジュアル解説

PSVにおける吸気の終わりのとらえかた

PSVはどのようにして吸気の終わり（サイクル）を判断しているのでしょうか？ PSVは患者がぼちぼち吸気を終えそうだな、というのをフロー（流量）波形を見て判断しています。このため、フローサイクルと呼ばれます。PSVの吸気流量波形は、図2のように、吸気の前半に頂点がくる三角形になります（PCVも同じです）。流量波形は0よりも上側が人工呼吸器から患者側に空気が流れる吸気、下側が患者から人工呼吸器側に空気が流れる呼気を示します。縦軸は空気が流れるスピード（L/min）です。皆さんも、息を吸ったとき（特に呼吸が苦しいとき）、吸気の前半の方が勢いよく吸っていると思います。これが三角形の頂点（吸気スピードの最大点）が吸気のはじめの方にくる理由です。逆に考えると、呼気に向けて吸気スピードはどんどん遅くなります。PSVはこの遅くなった流量のスピードを見て、ぼちぼち吸気が終わりそうだな、と判断して呼気に移行するのです。このぼちぼち終わりそ

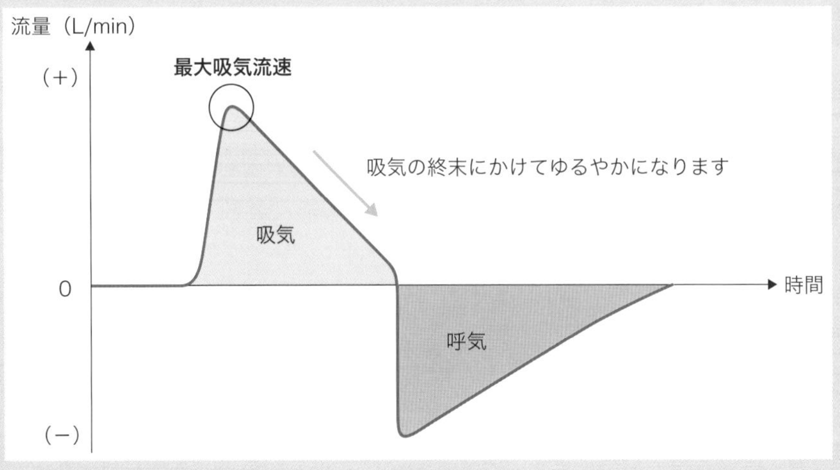

図2：PSVの流量波形

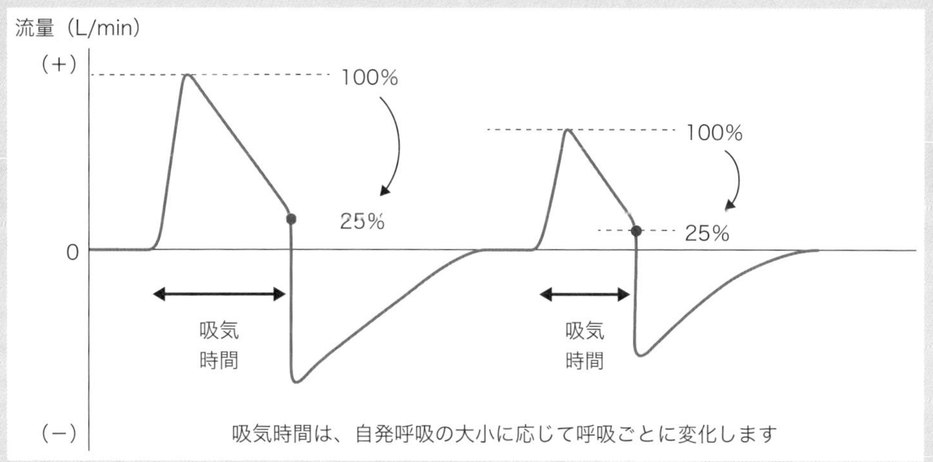

図3：PSVの吸気から呼気に移行するタイミング

うだなという点を**フロー・ターミネーション**とか**ターミネーション・クライテリア**、Esensなどと呼びます（図3の赤点）。

ターミネーションというのは "terminal（終わりの、終点の）" という言葉の意味からもわかるように（吸気の）終末という意味です。呼気の終末を決めている点という意味ですね。この点を**呼気トリガー**と呼ぶこともあります。吸気から呼気に移行する点を「吸気の終わり」ととらえるか、「呼気の始め」ととらえるか、メーカーの考え方の違いがおもしろいですね。この点がどのように決定されるかというのが重要です。強制換気のように一定の時間で決められるわけではなく、呼吸ごとに変化します。**患者が大きく吸ったときは相対的に吸気時間が長くなり、小さく吸ったときは相対的に短くなります**。その吸気をどのくらいの大きさ（スピード）で吸ったかはフロー（流量）の流速の最大点を見ればわかるので、この最大点を100％として、フロー（流量）が25％ぐらいまで落ちてきたらぼちぼち吸気が終わりそうだと判断し、吸気をやめて呼気に移行するのです（図3）。大きく吸っても小さく吸っても、その最大流量における25％になります。多くの人工呼吸器では**デフォルトは25％**に設定されていますが、病態に応じて変更できる人工呼吸器が主流になっています。

④ PSVの利点／欠点

利点

PSVの利点は前述のように、**患者の自発呼吸との同調性が良い**ことです。吸気から呼吸への移行のタイミングが呼吸ごとに変化する点が強制換気にはない特徴です（好きなときに吸って好きなタイミングで吐ける）。さらに**PSVは流量（フロー）が可変**なので、患者が大きく吸った場合は最大吸気流速が大きくなり、小さく吸った場合は流速が小さくなります（PCVも同様）。VCV（volume control ventilation）は流量が固定なので、どんなに大きく吸っても得られる流量が一定です。これは吸気努力が強いときに吸い足りないという非同調の原因になります。流量が自発呼吸の大きさにより変化するというのはVCVと比較したPSV/PCVの利点です。

欠点

以下の3点が考えられます。

①PSVは**自発呼吸が不安定な人には使いにくい**です。トリガーのところで説明したように、患者トリガーであるため、患者の自発呼吸がなくなってしまうとトリガーせず、無呼吸になってしまいます。日中は自発呼吸があったけれど、夜間寝たら自発呼吸がなくなってしまう、という場合は使いにくくなります。

②吸気の途中（最大吸気流速の25%）で呼気に切り替わってしまうので、呼吸不全の急性期などで吸気努力が非常に強い場合には**吸気時間が不足気味になる**ことがあります。この場合は、強制換気で十分な吸気時間を設定する方が呼吸仕事量を軽減させる可能性が上がります。

③圧換気全体にいえることですが、圧を目標として設定するため、患者の肺の状態や呼吸努力の程度により**一回換気量が変動します**。このため自発呼吸が弱くなったときには低換気になってしまう危険性があります。

5 サポート圧を変えたときのグラフィックモニターの変化

PSVでは、サポート圧を増やすと一般的には最大吸気流量が増大します。**吸気流量波形の三角形の面積は一回換気量に相当する**ため、サポート圧を増やすと一回換気量も増加することが多いです（図4、**1-7動画**参照）。ある程度サポート圧を増やしていくと、患者はラクになっていきます。今までは頑張って自分の吸気努力で一回換気量を維持していたところに、サポート圧が増えると、あまり吸気努力をしなくても圧で押してくれるためです。しかも肺胞には風船のように

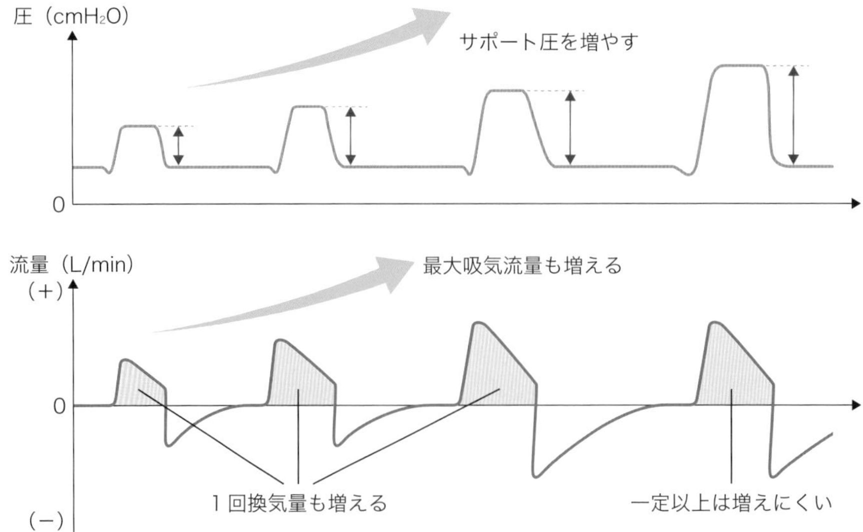

図4：**サポート圧を増やした場合の流量（フロー）の変化**

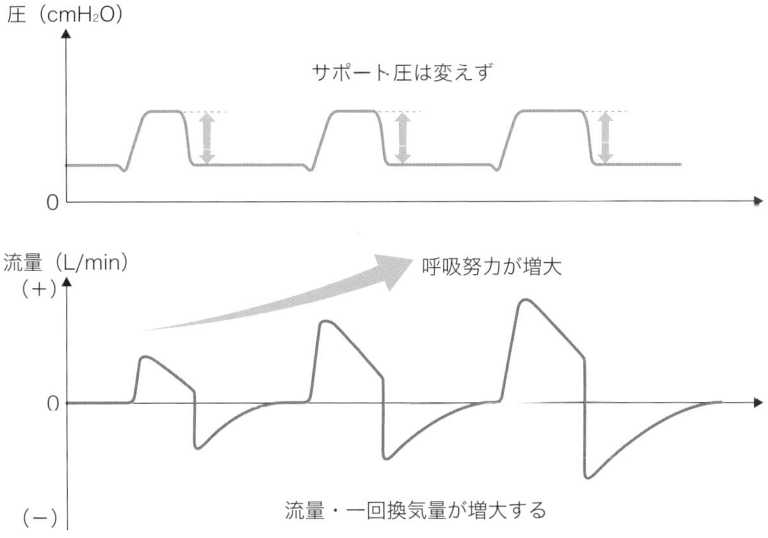

図５：呼吸努力が増大した場合の流量（フロー）の変化

膨らむ限界がありますから、徐々に膨らみにくくなります。このため、圧を増やせば増やすだけ無限に一回換気量が増えるわけではなく、どこかでそれ以上は増えなくなります。サポート圧や一回換気量、呼吸努力などを観察して適切な圧設定を行うことが必要です。

⑥ 患者の呼吸努力が増大したとき

PSV でサポート圧を変化させない場合、患者の呼吸努力が変動しても圧波形（PEEP+ サポート圧）は変化しません。一方で前述した通り、流量（フロー）は患者の呼吸努力の大小により変化します。よって三角形の面積も変化するため一回換気量も増減します（図５、**1-7 動画**参照）。グラフィックモニターからアセスメントする場合、**変化する方の波形を見るのが得策**です。流量波形からさまざまな情報を得ることができます。

文献

1. 中島幹男．“まず用語を正しく自分なりに理解しよう”．人工呼吸管理に強くなる：人工呼吸の基礎から深掘りトピックまで誰も教えてくれなかった人工呼吸管理の ABC．讃井將満ほか編．東京，羊土社，2022，42-69．
2. 中島幹男．“非同調がわかる！ 対応できる！”．人工呼吸管理はじめの一歩．方山真朱編．レジデントノート増刊．24（8），東京，羊土社，2022，136-44．
3. 田中竜馬ほか訳．ヘスとカクマレックの THE 人工呼吸ブック．第２版．東京，メディカル・サイエンス・インターナショナル，2015，416p．
4. Leung, PCK. et al. Comparison of assisted ventilator modes on triggering, patient effort, and dyspnea. Am J Respir Crit Care Med. 155（6），1997，1940-8.

中島幹男

8 ▶動画

持続気道陽圧（CPAP）

サクッとサマリー

- PEEP だけで使用するモードを CPAP と呼びます。
- CPAP はサポート圧ゼロの PSV と同じです。
- サポート圧がないため、場合により呼吸仕事量を増大させる可能性があります。
- PEEP にはさまざまなメリットがありますが、高すぎる場合には弊害もあります。

1 CPAP とは

持続気道陽圧（continuous positive airway pressure：CPAP）は自発呼吸を主体とする換気モードであり、本書の第 1 章 7 で解説した圧支持換気（pressure support ventilation：PSV）と別モードというよりも、**CPAP と PSV は連続的な概念**だと考えると理解しやすいです。事実、多くの人工呼吸器では「CPAP/PS」や「SPONT」といった CPAP と PS を同じモードで選択するスタイルになっています。

CPAP がやっていることは、日本語からもわかるように持続的に気道内に陽圧をかけているだけなので、すなわち PEEP（positive end-expiratory pressure）と同義です。**PEEP を単独で使うモードのことを CPAP** と呼び、強制換気や PSV とともに持続的な陽圧をかけるときは PEEP と呼びます。

PSV は PEEP に上乗せしてサポート圧をかけていましたが、**CPAP はサポート圧が $0cmH_2O$ の PSV と同じ**です。ベースラインで PEEP だけかけているところに、サポート圧（PS）を 0 → 1 → 2 → 3 →……→ $10cmH_2O$ と増やしていきます。このサポート圧が 0 の状態を特別に

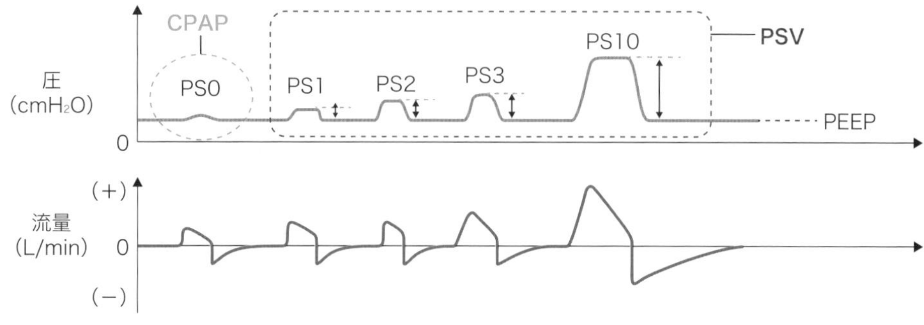

図 1：CPAP と PSV は連続的なもの

CPAP と呼び、1 以上を PSV と呼びます（図 1）。そう考えると CPAP と PSV が連続的な概念であると理解しやすいと思います（**1-8 動画**参照）。

ビジュアル解説

CPAP の波形

CPAP だけの圧波形と流量（フロー）波形を見てみましょう。圧波形は CPAP だけだと PEEP の上にサポート圧が乗っていないので、**圧波形はほぼ平坦**になります。すると一見、呼吸をしていないように見えるのですが、流量波形を見ると＋方向と－方向に波があります。すなわち、吸気と呼気を行っているのがわかります（図 2）。流量波形の三角形の面積が一回換気量に相当するので、しっかり換気されています。もし PEEP がかかっていないと、気道内圧は吸気時に陰圧になり、呼気時に陽圧になりますが、吸気・呼気のどちらにも圧をかけ、常に設定した一定の気道内圧を維持しようとするのが CPAP/PEEP です。CPAP/PEEP の圧を変えると、圧波形のベースラインが上下することになります。圧波形は一定でも、**PSV と同じく流量（フロー）は可変なので、患者が大きく吸えば吸っただけ流量が増え、一回換気量が増大します**（図 3、**1-8 動画**参照）。

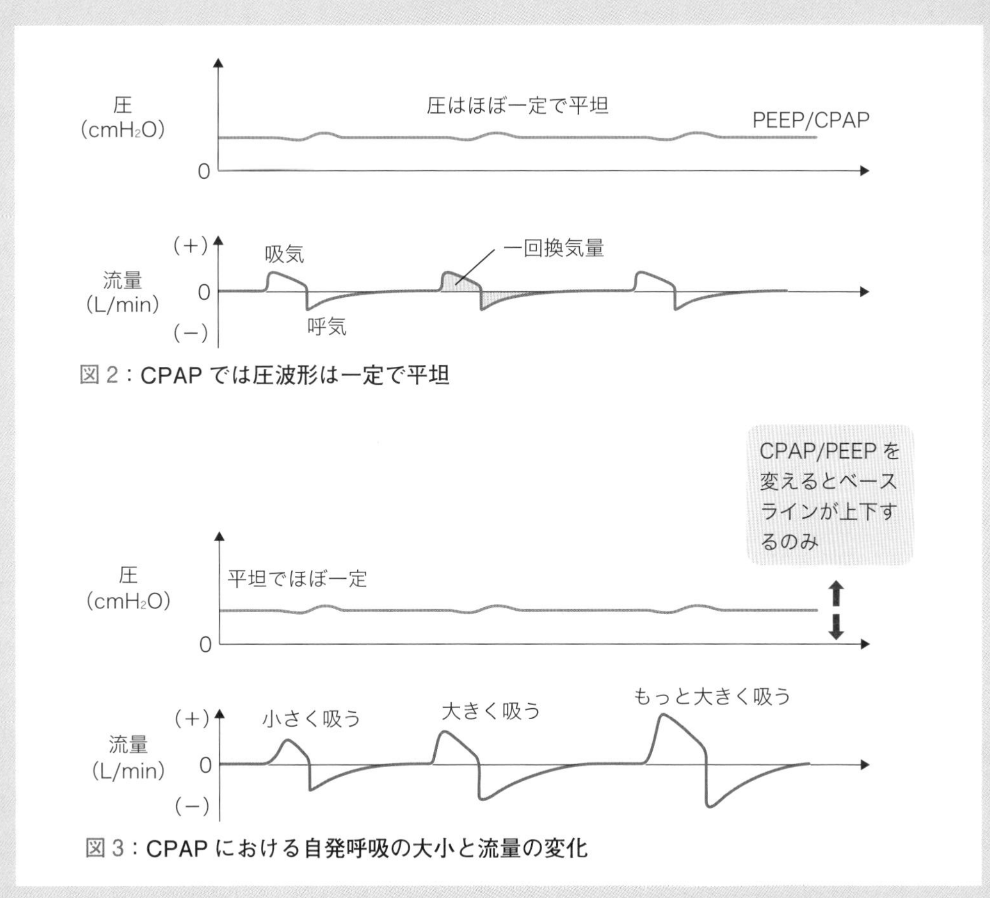

図 2：CPAP では圧波形は一定で平坦

図 3：CPAP における自発呼吸の大小と流量の変化

② CPAP の利点／欠点

利点

CPAP のメリットはすなわち PEEP のメリットです。呼気終末というのは息を吐ききったところなので、肺が一番小さくなり、肺胞は虚脱しやすくなります。そのタイミングでも陽圧をかけてくれている PEEP は肺胞の虚脱を防ぎ、酸素化を改善させる効果があります。人工呼吸器関連肺炎などの合併症を減らすともいわれています。肺胞が虚脱と再膨張とを繰り返すことにより肺胞傷害を招くといわれているので、人工呼吸器関連肺損傷（VILI/VALI）を減らす可能性もあります。さらに、PEEP は胸腔内圧を上昇させ、前負荷を軽減します。左室の壁内外圧差を増加させることにより後負荷が減少するため、うっ血性心不全の患者に有利になります。上記理由から基本的には現代の人工呼吸管理ではどんな状態でも PEEP を 0 で管理することはありません。しかし、どのくらいの PEEP が適切なのかは病態、酸素化、体型によって異なり、はっきりわかっていません。著者らは通常は最低 5cmH_2O の PEEP は付加するようにしています。

欠点

まず CPAP は、PSV と同じように自発呼吸がない患者には使用できません。無呼吸になってしまいます。自発呼吸がある場合でも、**サポート圧を付加しない CPAP は患者の呼吸仕事量を増大させる可能性があります**。

皆さんは、ストローをくわえたまま呼吸を続けられるでしょうか。はじめはよくても徐々に苦しくなってくると思います。気管挿管中もこの状況と同じで、ストローやチューブには抵抗と死腔があるため、それを打ち消すための呼吸仕事量が必要になります。このため、CPAP だけだと患者は苦しくなってしまう可能性があります。抜管前の自発呼吸トライアル（SBT）であえてそのような状況にする場合もありますが、通常は CPAP を人工呼吸管理の維持で使用することはないでしょう。

もし、どうしても CPAP を使用したい場合は、チューブ抵抗を補償する ATC（automatic tube compensation）、TC（tube compensation）、TRC（tube resistance compensation）といった特殊な機能を付加することをおすすめします。著者らはチューブの抵抗や死腔を相殺するため、CPAP を単独で使うことはなく、最低でも 5cmH_2O のサポート圧を付加することが多いです。気管挿管をしない人工呼吸である非侵襲的陽圧換気（NPPV）の場合はこの限りではなく、CPAP 単独で使用することもあります。

③ おわりに

最後に、一般的な PEEP の欠点も説明しておきます。これは CPAP に限らず、どのモードに付加する PEEP にもいえることです。高すぎる PEEP は、胸腔内圧の上昇から静脈還流量（前負荷）の減少が起こり血圧の低下を招きます。呼気終末に陽圧がかかるということは息が吐きにくくなるということです。すると一回換気量の低下が起こり、吐ききれなかった空気が肺内に溜まり、肺胞の過膨張や内因性 PEEP（auto-PEEP）を発生させる危険性があります。また脳圧が上昇しやすくなるため、頭蓋内圧亢進時には注意が必要です。

文献

1. 中島幹男. "まず用語を正しく自分なりに理解しよう". 人工呼吸管理に強くなる：人工呼吸の基礎から深掘りトピックまで誰も教えてくれなかった人工呼吸管理の ABC. 讃井將満ほか編. 東京, 羊土社, 2022, 42-69.
2. 田中竜馬ほか訳. ヘスとカクマレックの THE 人工呼吸ブック. 第 2 版. 東京, メディカル・サイエンス・インターナショナル, 2015, 416p.
3. Lucangelo, U. et al. Effect of positive expiratory pressure and type of tracheal cuff on the incidence of aspiration in mechanically ventilated patients in an intensive care unit. Crit Care Med.（2）2008, 409-13.
4. Writing Committee and Steering Committee for the RELAx Collaborative Group; Anna Geke Algera. et al. Effect of a Lower vs Higher Positive End-Expiratory Pressure Strategy on Ventilator-Free Days in ICU Patients Without ARDS : A Randomized Clinical Trial. JAMA. 324（24）, 2020, 2509-20.
5. Manzano, F. et al. Positive-end expiratory pressure reduces incidence of ventilator-associated pneumonia in nonhypoxemic patients. Crit Care Med. 36（8）, 2008, 2225-31.

中島幹男

9 

VCVにおける一回換気量の調節

サクッとサマリー

- **VCVは、一回換気量を一定とする換気モードです。**
- **換気量を保つことができますが、気道内圧の上昇に注意し管理する必要があります。**
- **グラフィックを観察して、気道抵抗やプラトー圧を評価できるようにしましょう。**

1 量規定換気（VCV）の特徴

VCVでは、一回換気量が一定となるように換気が行われます。一回換気量の制限が必要な患者（例：重症呼吸不全）や分時換気量（MV）を一定量で維持したい患者（例：重症頭部外傷で頭蓋内圧を安定させる目的で$PaCO_2$を厳密にコントロールしたい場合）などで選択されます。

また、VCVは**肺メカニクス（気道抵抗・コンプライアンス）**を評価するのに適している換気モードです。肺メカニクスの変化に応じて気道内圧やプラトー圧が変化します（表）。

過度な気道内圧の上昇は、気胸や皮下気腫といった人工呼吸器関連肺損傷（VILI、VALI）につながるため、注意する必要があります。

VCV以外にも換気モード全般でいえることですが、特に気道内圧のアラームが適切に設定されているか、また人工呼吸器のグラフィックを評価し適切な人工呼吸器設定になっているかをその都度評価しましょう。

また、自発吸気がある患者でVCVを選択した場合、自発呼吸との同調性が悪くなる可能性があるため、吸い足りていないか評価し、その都度吸気流量など呼吸器の調節を行います。

表：気道内圧の上昇をきたす病態

	気道内圧	プラトー圧
気道抵抗上昇	↑	→
肺コンプライアンス低下	↑	↑

② VCVの設定項目

一回換気量

理想体重を用いて4～8mL/kgに設定します。

吸気流量波形

吸気流量波形として、**送気流量が一定となる矩形波（constant flow）と最大送気流量から徐々に減少する漸減波（decelerating flow）**を選択することができます。矩形波では後述する肺メカニクスを評価しやすく、漸減波では患者の吸気パターンに近い送気が期待できます。一般的に漸減波では、矩形波と比較して、平均気道内圧の上昇、最高気道内圧の低下、最大送気量の上昇、酸素化の改善、換気分布の不均等の改善、正常肺の過膨張の予防などの効果があるといわれています。しかし、流量波形を変えることで患者予後が改善するというエビデンスは示されていないので、施設で慣れている波形を選択するとよいでしょう。

吸気流量（または吸気時間）

吸気流量波形として矩形波を選択した場合、患者の吸気努力の程度に関係なく一定の流量で送気を行います。そのため、患者の吸気努力が強く患者自身の吸気流量を下回る吸気流量が設定された場合、「吸っているのに空気が入ってこない・吸い足りない」といった現象（flow starvation）が出現します。グラフィックを見ることで、この現象を見つけることが可能です。

吸気終末ポーズ

吸気終末ポーズ（以下、吸気ポーズ）は、**送気が終了しても呼気に移行せず送気も呼気も行われない時間**のことを示します。吸気ポーズを設けることで平均気道内圧の上昇、気道抵抗の異なる肺胞間で空気の再分布が生じ、酸素化の改善、死腔の減少が期待されます。通常、**吸気ポーズは0.3秒程度に設定することが多い**です。

ビジュアル解説

同じ換気設定で吸気流量波形を変更した呼吸器画面の比較

一回換気量：400mL、換気回数：15 回 /min、吸気時間：1.0 秒、吸気ポーズ：0.2 秒で吸気流量波形を変更した２つの呼吸器画面（機種：HAMILTON-C6®）を示します（図 1、2）。矩形波と比較して漸減波では、前述の通り最高気道内圧の低下と最大送気流量の上昇が確認できます。

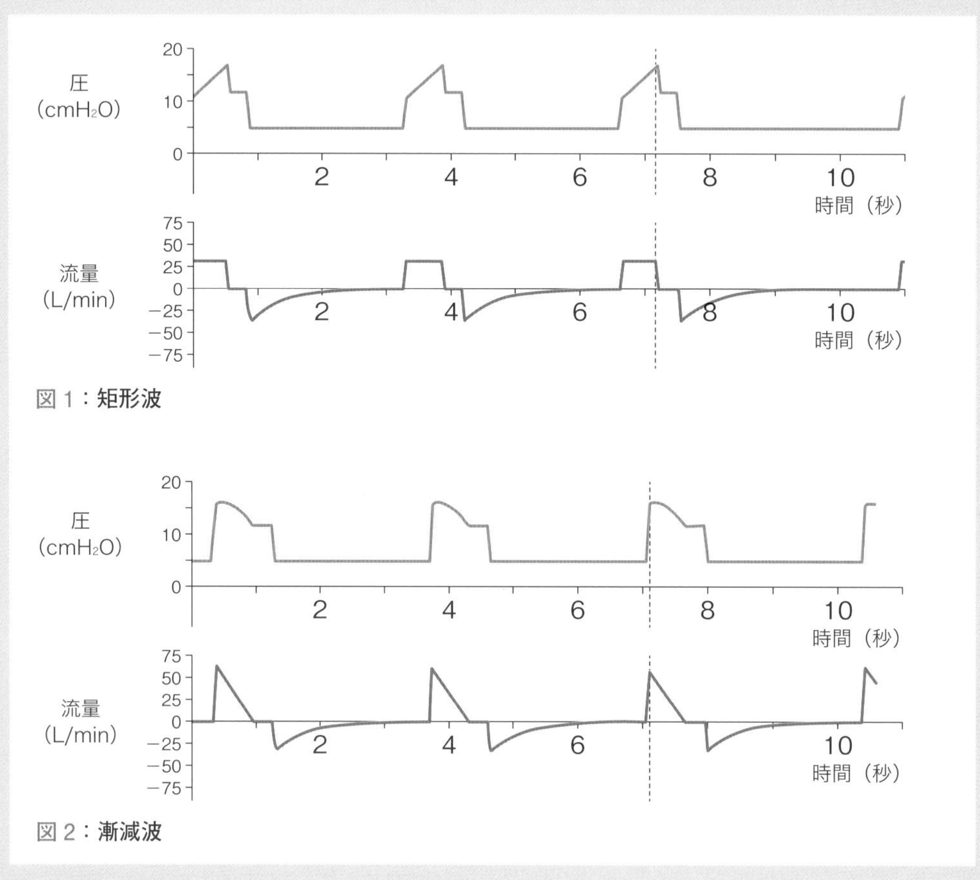

図 1：矩形波

図 2：漸減波

3 VCV で評価できる肺メカニクス

VCV では換気量を保証できますが、肺メカニクス（気道抵抗やコンプライアンス）が変化すると気道内圧も変化します（表）。特に、気道内圧の過度な上昇は**圧損傷（balotrauma）**を引き起こす可能性があるため、迅速な原因追求と対処が必要です。

自発呼吸がない状態で吸気流量波形に矩形波を選択したときの、人工呼吸器のグラフィックを提示します。最大気道内圧（P_{peak}）とプラトー圧（$P_{plateau}$）の差（$P_{peak} - P_{plateau}$）は気道抵抗に関連し、$P_{plateau}$ − PEEP はコンプライアンスに関連します（図 3）。グラフィックを観察することで、

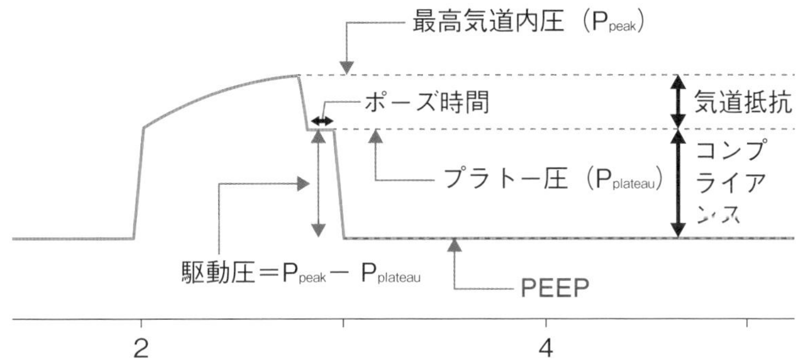

図3：自発呼吸がない状態で吸気流量波形に矩形波を選択した場合

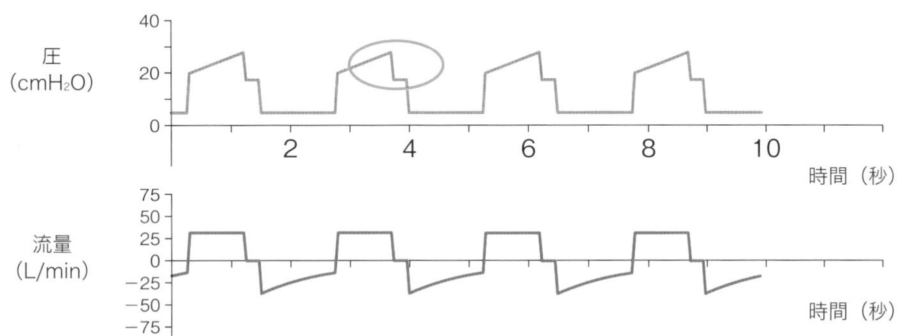

図4：気道抵抗が高い場合

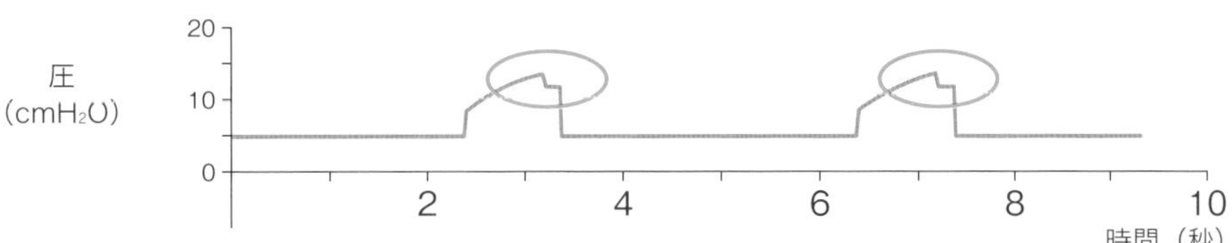

図5：気道抵抗が低い場合

吸気ポーズの部分から上の部分が気道抵抗、吸気ポーズの部分から下の部分がコンプライアンスを示していると直感的にわかります。人工呼吸器で表示される数字だけではなく、グラフィックを観察することで、多くの病態を理解することができます。ぜひグラフィックに着目して、患者ケアに努めるようにしてください。

実際の波形の動きを動画でも示しますので、ぜひ確認してみましょう（1-9 動画）。

気道内圧上昇の原因が「気道抵抗」にあるとき

気道抵抗が上昇することで、ピーク圧が上昇し、気道抵抗成分である $P_{peak} - P_{plateau}$ が上昇します（図4）。一方で、プラトー圧は変化しないため、コンプライアンスは変化しません。気道抵抗が低いときはピーク圧が低下し、$P_{peak} - P_{plateau}$ が低下します（図5）。吸気ポーズを設定してい

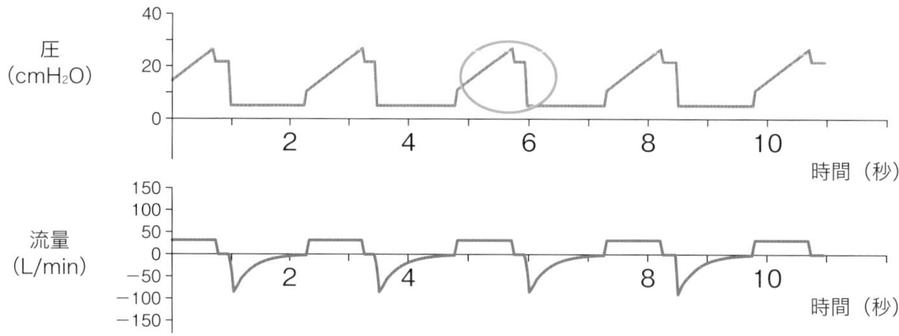

図6：コンプライアンスが低い（＝肺が硬い）とき

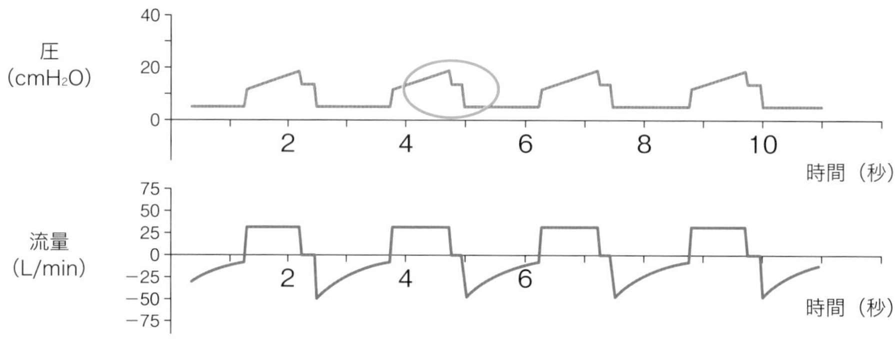

図7：コンプライアンスが高い（＝肺が軟らかい）とき

る場合には図4、5の青色の丸囲みで示すとおり、プラトー部分からの最大気道内圧までの高さの違いとして表現されます。

気道内圧上昇の原因が「コンプライアンス」にあるとき

コンプライアンスが低下し、肺が硬く膨らみにくい状態になると、最大気道内圧が上昇します。しかし、気道抵抗成分である $P_{peak} - P_{plateau}$ は変化せずにプラトー圧の上昇を認めます。グラフィックでは、PEEPから吸気ポーズの部分までの高さが高くなる所見を認めます（図6）。

一方で、コンプライアンスが増加すると、逆にPEEPから吸気ポーズの部分までの高さが低くなります（図7）。吸気ポーズを設定している場合には図6、7の緑色の丸囲みで示すように、プラトー部分からの最大気道内圧までの高さの違いが出ます。

④ まとめ

VCVの特徴や設定項目を解説しました。VCVは、肺メカニクスを理解するのに最適な換気方法です。ICUでは圧規定換気（pressure control ventilation；PCV）を使用している施設が多いですが、VCVの利点を生かして使用するとよいでしょう。動画にもまとめましたので参照してみてください。

文献
1） 方山真朱編．人工呼吸管理はじめの一歩：適応，モード設定から管理・離脱，トラブル対応まで，まるっとわかる！すぐできる！レジデントノート増刊．24（8）．東京．羊土社，2022，222p
2） Hamilton Medical. HAMILTONC6 simulation software. https://www.hamilton-medical.com/ja/Academy/HAMILTON-C6-training.html［2023. 3. 1］

齋藤俊祐／方山真朱

memo

10 ▶動画

PCVにおける吸気圧の調節

サクッとサマリー

- **圧規定換気（PCV）は、吸気圧と呼気圧を繰り返すことで換気を行います。**
- **吸気圧は、呼気圧との差を調整することで、目標の一回換気量となるように設定します。**
- **コンプライアンスが低いときや気道抵抗が高いときは、一回換気量を確保するために吸気圧を高くします。**
- **肺保護換気のためにプラトー圧や駆動圧を意識した設定が大切です。**

1 はじめに

人工呼吸器は肺を傷つけることはあっても、肺の状態を良くすることはありません。人工呼吸器に求められている役割は「原疾患が治療されるまでの時間かせぎ」であることを認識する必要があります。**人工呼吸管理を行う上で重要なことは、人工呼吸器関連肺損傷（VILI/VALI）を起こさせず、患者が苦しくないように設定すること**です。本稿では代表的な換気様式である圧規定換気（PCV）について概説します。吸気圧を調節することで、一回換気量がどのように変化するか、グラフィックの動画とともに解説します。また、吸気圧を調節するときの注意点を解説します。

2 PCVの基本波形と吸気圧

PCVは、まず人工呼吸器から送気することで設定した圧（吸気圧）を一定の時間保ちます。その後設定したPEEPまで圧を下げることで圧格差が生じ、換気されます。**吸気圧は、目標とする一回換気量となるように調節します**。正常肺の症例、肺気腫やARDSなどの肺が硬い（＝コンプライアンスが低い）症例、喘息や慢性気管支炎など吸いづらく吐きにくい（＝気道抵抗が高い）症例など、その肺の状態に合わせた吸気圧を設定することが大切です。

3 コンプライアンスと気道抵抗に対する吸気圧の調節

肺の広がりやすさや気道の細さによって空気の流れやすさが異なります。これを「コンプライアンス」、「気道抵抗」と呼びます。以下に、吸気圧の設定方法を、①正常な肺の場合、②コンプ

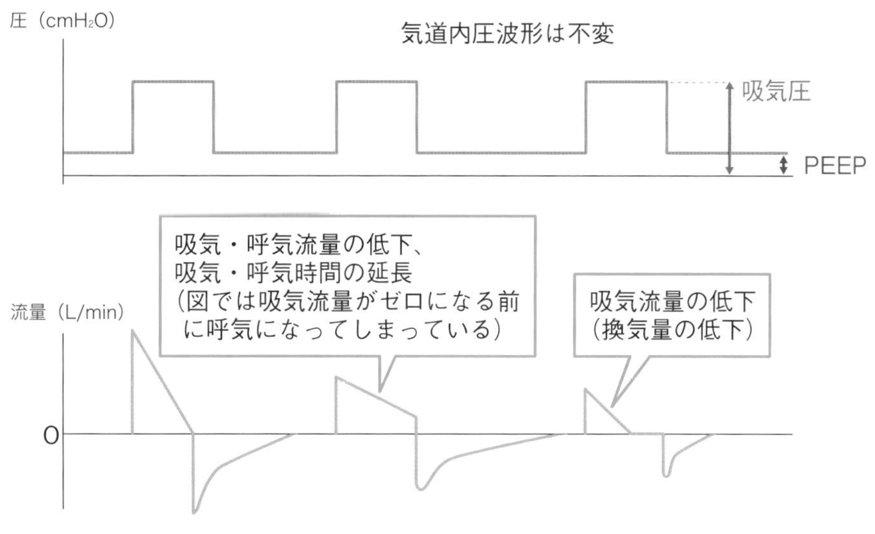

図 1 ：PCV の波形（病態ごとの波形の違い）

ライアンスが低い場合、③気道抵抗が高い場合に分けて解説します[1~3]。

①正常な肺の場合

基本的な波形（圧波形、流量波形）を図 1- ⓐに示します。圧波形は、設定した吸気圧と呼気圧を繰り返します。流量波形は、圧が吸気圧まで上昇するときに合わせて流速が速くなり、その後徐々に緩やかに減少します。吸気圧を上下した場合の波形変化を **1-10 動画①**に示します。

②コンプライアンスが低い場合

コンプライアンスは「軟らかさ」を意味し、コンプライアンスが低いというのは肺が硬いために広がりにくい状態を指します。コンプライアンスは「コンプライアンス＝ΔV/ΔP（ΔV：一回換気量、ΔP：圧較差）」で表されますが、**コンプライアンスが低いと一回換気量が低下するため**（図 1- ⓒ）**、目標とする一回換気量を得るために高い吸気圧が必要になります**（図 2）。

コンプライアンスが低い場合の圧波形は、正常肺と同様に吸気圧と呼気圧を繰り返します。一方で、**流量波形は流速がピークに達した後ゼロになるまでが早く、傾きが急になるのが特徴です。**吸気圧を上下させて比較したグラフィックを **1-10 動画②**で示します。

③気道抵抗が高い場合

気道抵抗とは、「ガスの流れやすさ」を意味し、気道抵抗が上昇するとガスが通りにくくなります。気道抵抗は「気道抵抗＝ΔP/流速（L/秒）（ΔP：圧較差）」と表されますが、**気道抵抗**

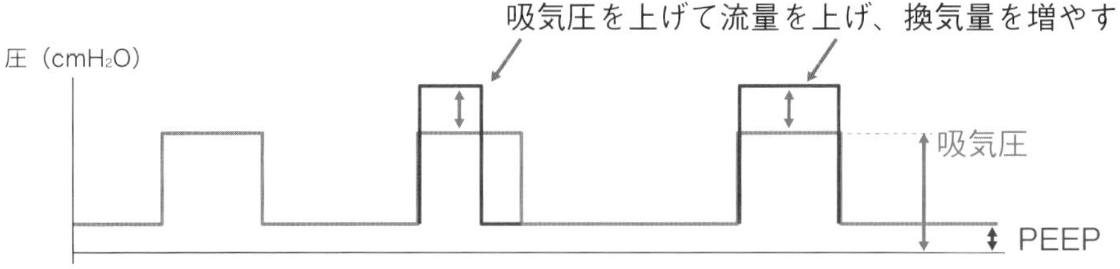

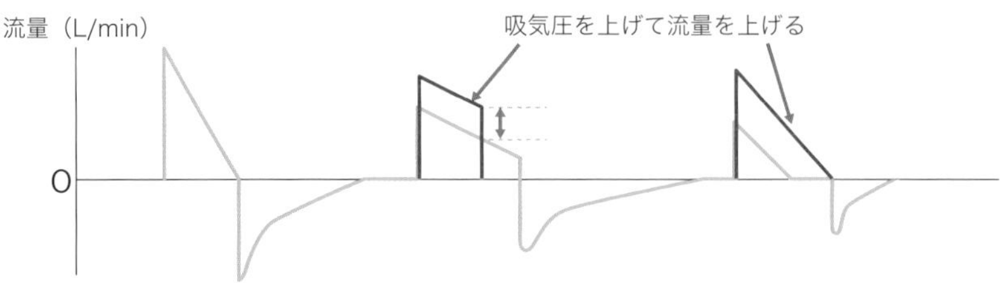

ⓐ通常波形　ⓑ気道抵抗の上昇時　ⓒコンプライアンス低下時

図２：病態ごとに吸気圧を調節した場合の波形変化

が高いと流速が低下します。**吸気時間が短いと流速がゼロになる前に呼気に転じてしまい、一回換気量が十分得られなくなります**（図１）。**そのため、短い吸気時間でも一回換気量が確保されるように吸気圧を高く設定**します（図２ⓑ）。原則として、流速がゆっくりでも吸気時間を長く確保すれば一回換気量を保つことが可能です。しかし、ガスを吐ききるのにも時間がかかるため、もし吸気時間を長くして呼気時間を短くしてしまうと、十分吐ききれずに過剰な圧力が呼気時に生じることになります（auto-PEEP）。そのため基本的には、できるだけ吐ききれるように吸気と呼気の時間を設定します。

気道抵抗が上昇した場合の圧波形は、正常肺と同様に吸気圧と呼気圧を繰り返します。一方で、**流量波形は流速がピークに達したあとゼロになるまでが遅く、傾きは緩やかになるのが特徴です。**吸気圧を上下させて比較したグラフィックを **1-10 動画③**で示します。

以上のように、病態を念頭に置きつつ、数値やグラフィックを見ながら調節することが重要です。さて、病態に対する適切な吸気圧の設定にすると同時に、私たちが意識しなければならないのは肺保護換気ができているかどうかです。「ビジュアル解説（p. 79）」では、吸気圧が関与する肺保護換気戦略において重要な「圧力」について少し詳しく解説します。

ビジュアル解説

プラトー圧と駆動圧（driving pressure）を理解しましょう

人工呼吸管理では圧力に関するいくつかの用語が用いられます。その中でも「プラトー圧」と「駆動圧（driving pressure とも表現します）」を理解することが大切です。これらの圧が過剰に加わると肺が傷つく恐れがあるため、制御する必要があります[4、5]。

プラトー圧

プラトー圧とは、肺胞にかかる圧（肺胞内圧）を意味します。具体的には、流速がゼロとなったときの吸気圧がプラトー圧となります。PCV では吸気圧をあらかじめ設定していますが、流速が生じている状況では正確なプラトー圧を測定できません（図1）。そのため、PCV では２つの方法でプラトー圧を測定します。①吸気時間を調節して流速がゼロとなるように吸気時間をとる方法、②吸気弁、呼気弁を閉じることで一時的に流速をゼロとする「吸気ホールド」（人工呼吸器の設定で含まれていることがあります）を用いる方法の２つです（図3）。これらの手法では自発呼吸がない状態で評価しますが、これは自発呼吸があるとプラトー圧を正確に評価することができないためです。

このようにしてプラトー圧すなわち肺胞内圧を正確に評価することで、肺保護換気を行うことが可能となります。

駆動圧

近年では駆動圧という用語も使用されています。駆動圧とは、肺と胸郭を拡張させるために必要な圧力となります（図3）。「駆動圧＝一回換気量 / コンプライアンス」で算出され、「プラトー圧－PEEP」でも近似できます。2015 年に行われた臨床研究[6]では肺保護換気戦略の軸であった「少ない一回換気量」「低いプラトー圧」「高い PEEP」の３つに「駆動圧」を加え、この４つの中で最も死亡率の改善に寄与したパラメーターを検証しました。その

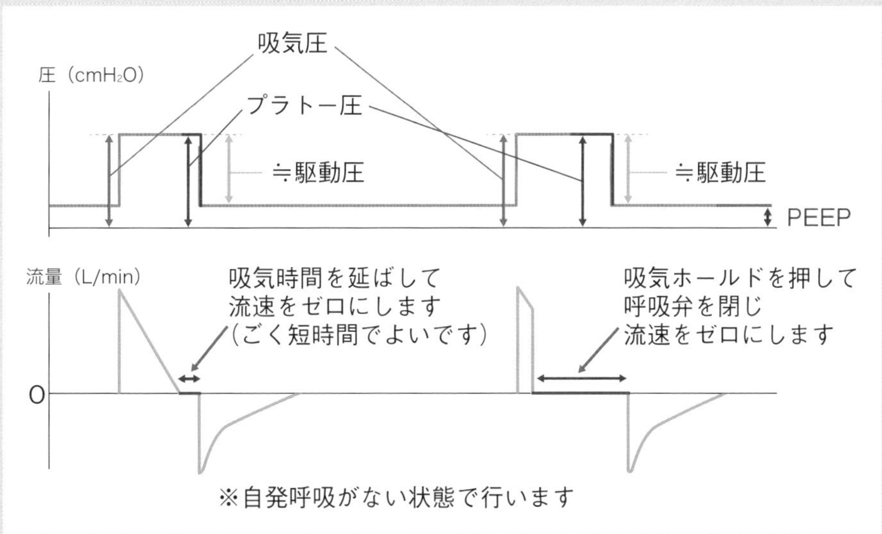

図3：プラトー圧と駆動圧の確認方法

結果、「駆動圧」を低くすることが最も死亡率の改善に寄与したため、重要視され始めています。プラトー圧に加えて駆動圧を意識した吸気圧設定がより重要となりますが、こちらもプラトー圧と同様の理由で、自発呼吸のない状態で評価する必要があります。

4 肺保護換気戦略を意識した吸気圧の設定

これまでの内容を踏まえ、肺保護換気戦略を意識した具体的な吸気圧の設定について、表1に示します[2, 5]。

まず吸気圧の上限はプラトー圧≦30cmH₂Oとなるように設定します。そして、この範囲内で一回換気量が過剰にならないようにします。基本的には一回換気量を6～8mL/kgとしますが、ARDSなどコンプライアンスが低下した病態では4～8mL/kgとすることが推奨されています[7]。駆動圧は≦15cmH₂Oが望ましいため、吸気圧とPEEPを調節してこの範囲に収まるように設定します。

5 症例を通して吸気圧を設定してみよう

〔Case 紹介〕

60歳男性、身長160cm、予測体重57kg、急性胆嚢炎による敗血症でARDSを生じた症例です。SpO_2 88%（O_2 10L/min）、呼吸回数30回/minと吸気努力が強い状態でした。

8.0mmの挿管チューブで気管挿管後、人工呼吸器が装着されました。本症例では、換気モードをPCVに設定の上、F_IO_2、PEEP、吸気時間、呼吸数の設定を行ったのちに、吸気圧の調節を行います。

ARDSでコンプライアンスが低下した状態であり、一回換気量を維持するために吸気圧を上げる必要があります。

次に肺保護換気戦略の設定に基づいて、適切な圧設定を確認します。具体的には、表1を参考に吸気圧を設定します。ARDSの場合、少ない一回換気量が推奨されているため[7]、一回換気量4～8mL/kgつまり228～456mLが目標とする一回換気量となります。

表1：**肺保護換気戦略の設定**

- 酸素濃度は F_IO_2 1.0からスタート
- SpO_2 89～95%（PaO_2 55～80mmHg）で調節
- pHは7.250まで許容
- 虚脱した肺胞を広げる適切なPEEP（5～15cmH₂O）
- プラトー圧≦30cmH₂O
- 一回換気量 4～8 mL/kg
- 駆動圧≦15cmH₂O

表２：症例における吸気圧調節前後の変化

	前		後	肺保護換気の基準
吸気圧（cmH_2O）	5		**15**	−
一回換気量（mL）	129		**378**	228〜456mL を満たす
プラトー圧（cmH_2O）	15	➡	**25**	≦ 30cmH_2O を満たす
駆動圧（cmH_2O）	4.89		**14.8**	≦ 15cmH_2O を満たす
分時換気量（L/min）	3.1		**9.1**	−

初期設定は吸気圧 5mmH_2O となっていました。これでは、吸気圧が低すぎるため、一回換気量が十分に得られず換気量が低下しています。そこで、プラトー圧や駆動圧を意識しながら、吸気圧を 15mmH_2O にしたところ、一回換気量が上昇し換気量は安定しました。吸気圧を調節する前後のグラフィック変化を表２にまとめたので、動画とともに確認するとよいでしょう（**1-10 動画④**）。

⑥ まとめ

PCV の設定項目の一つである吸気圧について解説しました。人工呼吸器を扱う上で大事なことは、肺を傷つけずに本人の呼吸苦を取り除くようにすることです。PCV で管理する際は、本項の内容を思い返し、グラフィックや換気量などの変化を見ながら吸気圧の調整を行うようにしてください。

文献

1） 上岡晃一．換気モード，VCV と PCV．レジデントノート．18（9），2016，1707-13.
2） 方山真朱編．人工呼吸管理はじめの一歩：適応，モード設定から管理・離脱，トラブル対応まで，まるっとわかる！すぐできる！レジデントノート増刊．24（8）．東京，羊土社，2022，222p
3） 清水敬樹編．ICU 実践ハンドブック 病態ごとの治療・管理の進め方 改訂版．東京，羊土社，2019，719p
4） 志馬伸朗編．わかって動ける！人工呼吸管理ポケットブック 改訂版 設定から管理・トラブル対応まですぐに役立つ，必須知識とチェックリスト．東京，羊土社，2020，270p
5） 刈谷隆之ほか．肺保護換気戦略の最新知識：臨床的なアプローチ．Clinical Engineering．30（8），2019，749-56.
6） Amato, MBP. et al. Driving Pressure and Survival in the Acute Respiratory Distress Syndrome. N Engl J Med. 372（8）．2015，747-55.
7） 3 学会合同 ARDS 診療ガイドライン 2021 作成委員会編．ARDS 治療ガイドライン 2021．https://www.jstage.jst.go.jp/article/jsicm/29/4/29_29_295/_pdf/-char/ja［2023. 3. 1］

新里祐太朗／方山真朱

11 ▶動画

PEEPの調節

サクッとサマリー

- 呼気時に一定の陽圧を維持することをPEEPといいます。
- PEEPの効果は、「肺胞の虚脱を予防すること」であり、虚脱した肺胞を膨らませる効果はありません。
- PEEPを設定する上で、PEEPは高すぎても低すぎてもよくありません。PEEPが高すぎるとき／低すぎるときの注意点を理解しておきましょう。

1 PEEPとは

PEEP（positive end-expiratory pressure；呼気終末陽圧）とは、**呼気時に一定の陽圧を維持すること**です。これにより、人工呼吸管理中に、肺胞の虚脱を防ぐことが期待できます。

チューブを挿管されていない健常人では、呼気時に声帯が狭くなることで肺胞に圧が保たれ虚脱しにくくなりますが、チューブを挿管された患者は、胸腔内が大気に開放されるため、通常よりも肺胞が虚脱しやすくなります。よって、肺胞の虚脱を予防するために最低5cmH_2OのPEEPを用います。

なおPEEPは、すべての換気モードで使用することができます。

2 PEEPの効果

PEEPの効果として、肺胞の虚脱を防ぐことが挙げられます。つまり、肺胞を常に開いた状態にすることによって肺の容量を増加させる効果や、ガス交換能を改善させることによって酸素化を改善させる効果が期待されます。

重要なのは、**PEEPの効果は「肺胞の虚脱を予防すること」であり、虚脱した肺胞を膨らませる効果はない**ということです。

すでに虚脱してしまっている肺胞を開通させるためには、一般的にPEEPよりも高い陽圧が必要となるため（リクルートメント手技が必要ですが、詳細は成書をご参照ください）、**「虚脱した肺胞を再度開通させる」ときには、PEEPだけでは不十分**と理解してください。

③ PEEPの注意点

「PEEPを何cmH_2Oに設定するのが適切か？」に関しては、まだ決まった方法がありません。PEEPを設定する上で重要なことは「PEEPは高すぎても低すぎてもよくない」ということです。

表1に示すとおり、不適切なPEEPにより肺胞が過膨張や虚脱を繰り返し人工呼吸器関連肺損傷（VILI、VALI）を生じるだけではなく、循環動態に影響することなど、PEEPが高すぎるとき／低すぎるときの注意点を理解しておきましょう。

④ PEEPの設定

前述の通り「PEEPを何cmH_2Oに設定するのが適切か？」関しては、明確に定まっていません。一般的には酸素化が悪いとPEEPを上げて対応することが多いです。

一例として、酸素化が悪いときにどのくらいのPEEPを加えるか、ある研究グループ（ARDSnet）が報告した表を示します（表2）[1]。これは、吸入酸素濃度（F_IO_2）とPEEPの関係性を示しており、低めのPEEP設定をするパターンと高めのPEEP設定をするパターンが提唱されています。必ずしもこの表を遵守する必要はありませんが、参考にするとよいでしょう。そのほかにも、①コンプライアンスを用いる方法、②経肺圧を用いる方法、③電気インピーダンストモグラフィー（EIT）やCTなどの画像を用いる方法など複数の方法があります。重要な点は、前述したPEEPの注意点にも気をつけて「患者にとって高すぎず低すぎないPEEPを探すこと」です。常に、try and errorで評価し続けるようにしましょう。

表1：PEEPが高すぎるとき／低すぎるときの注意点

PEEPが高すぎるとき	PEEPが低すぎるとき
・過膨張 ・息が吐きづらくなる（呼出障害） ・人工呼吸器関連肺損傷（VILI/VALI） ・血圧低下 　・肺血管抵抗（右室後負荷）の上昇 　・心拍出量低下 　・静脈還流量低下 　・中心静脈圧上昇	・肺胞の虚脱再開通（tidal recruitment） ・低酸素血症 ・人工呼吸器関連肺損傷（VILI/VALI）

表2：PEEPプロトコール（文献1より改変）

Lower PEEP / Higher F_IO_2

F_IO_2	0.3	0.4	0.4	0.5	0.5	0.6	0.7	0.7	0.7	0.8	0.9	0.9	0.9	1.0
PEEP	5	5	8	8	10	10	10	12	14	14	14	16	18	18〜24

Higher PEEP / Lower F_IO_2

F_IO_2	0.3	0.3	0.3	0.3	0.3	0.4	0.4	0.5	0.5	0.5〜0.8	0.8	0.9	1.0	1.0
PEEP	5	8	10	12	14	14	16	16	18	20	22	22	22	24

ビジュアル解説

ARDS 症例の人工呼吸器グラフィック

ARDS 症例の人工呼吸器グラフィックを示します（図 1～5、**1-11 動画**参照）。高い PEEP 値から PEEP を下げるとコンプライアンスが悪化する様子や、逆に PEEP が高すぎてもコンプライアンスが悪化する様子を示しています。丸で囲んだコンプライアンスの数値に注目してください。

この症例では、コンプライアンスが最大となる PEEP は 15cmH₂O から 20cmH₂O の間にあることがわかりました。コンプライアンスを指標に PEEP を評価すると、上記の PEEP が必要となりますが、PEEP の注意点が出現していないかなどの十分なモニタリングを行いましょう。

コンプライアンス（肺コンプライアンス）の計算式については、本書の第 1 章 2：コラム③「肺コンプライアンスの計算式」（p. 22）も参照してみてください。コンプライアンスが大きい肺ほど膨らみやすくなっています。

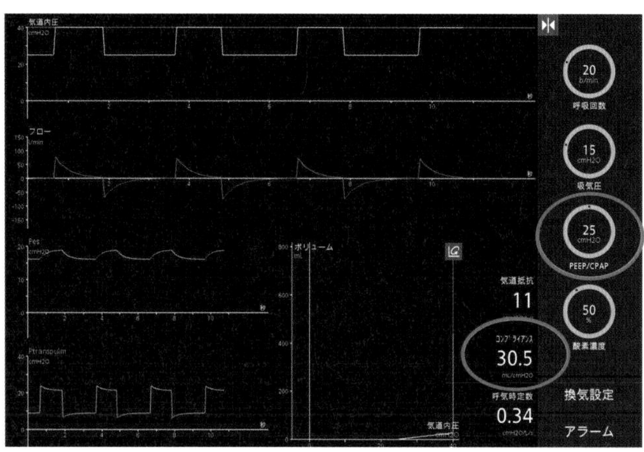

図 1：PEEP ＝ 25cmH₂O

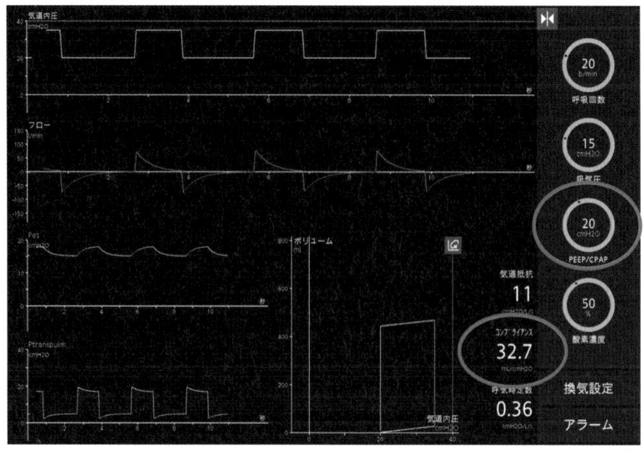

図 2：PEEP ＝ 20cmH₂O

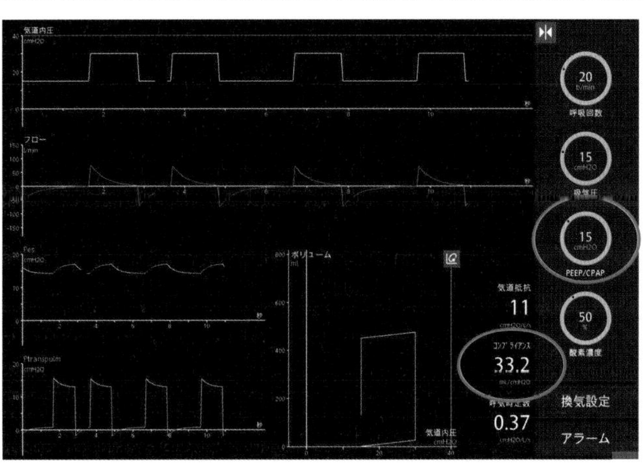

図3：PEEP ＝ 15cmH$_2$O

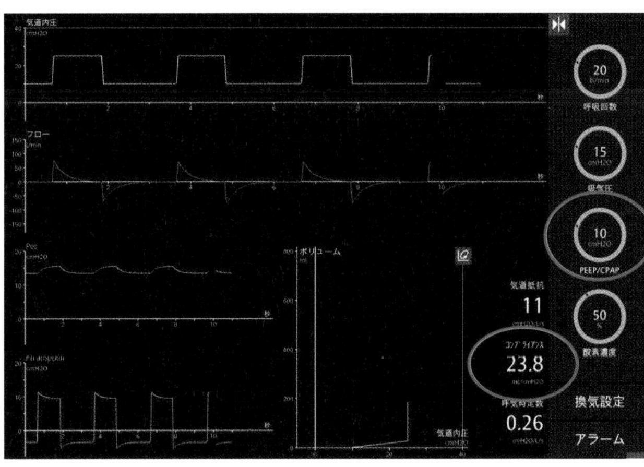

図4：PEEP ＝ 10cmH$_2$O

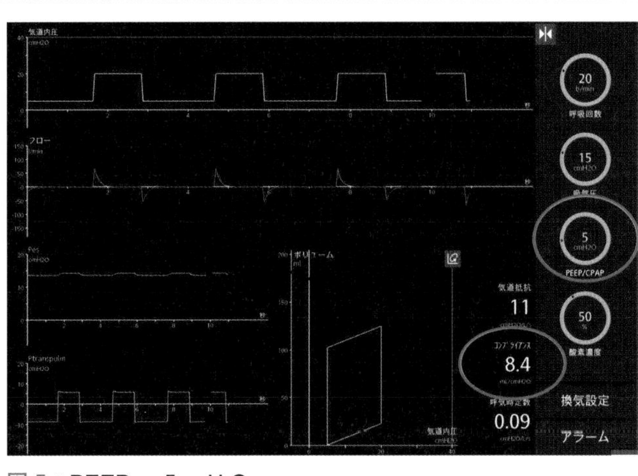

図5：PEEP ＝ 5cmH$_2$O

5 まとめ

日ごろ、なんとなくPEEP = 5cmH₂Oと設定しているかもしれません。しかしながら、患者ごとに「ちょうどいい」PEEPを見つける必要があります。そのためにはPEEPの注意点を理解しながら、PEEPを調節しましょう。

文献

1） Acute Respiratory Distress Syndrome Network. et al. Ventilation with lower tidal volumes as compared with traditional tidal volumes for acute lung injury and the acute respiratory distress syndrome. N Engl J Med. 342 (18), 2000, 1301-8.
2） 方山真朱編．人工呼吸管理はじめの一歩 適応，モード設定から管理・離脱，トラブル対応まで，まるっとわかる！すぐできる！．レジデントノート増刊．4（8），東京，羊土社，2022，222p.
3） HAMILTONC6 simulation software. https://www.hamilton-medical.com/ja/Academy/HAMILTON-C6-training.html［2023. 3. 1］

齋藤俊祐／方山真朱

memo

12 ▶動画

換気回数（f）の調節

サクッとサマリー

- **一回換気量を設定した後、目標の $PaCO_2$（35～45mmHg）を目指し換気回数を設定します。**
- **初期設定の目安：分時換気量（L/min）＝理想体重（kg）× 0.1L/kg/min**
- **換気回数の増加を考慮するとき：$PaCO_2 \geqq 45$mmHg、pH ＜ 7.35**
- **換気回数の減少を考慮するとき：内因性 PEEP（auto PEEP）があるとき、$PaCO_2 < 35$mmHg**

① はじめに

人工呼吸器では、換気回数（f）を設定する必要があります。本稿では、初期設定の目安から一般的な目標値、換気回数の増減を考慮すべきタイミングとその理由、日常診療で注意すべき点について説明します。

② 換気回数の設定のために必要な知識

換気回数は、以下の式（1）に示されるように分時換気量を決定する要素の一つです。

分時換気量（L/min）＝一回換気量（L）×換気回数（/min）　…………式（1）

（例：一回換気量＝ 0.5L、換気回数 12 回の場合　→　分時換気量＝ 0.5 × 12 ＝ 6L/min）

この換気量は動脈血二酸化炭素分圧（$PaCO_2$）と相関するので、$PaCO_2$ を目安に換気回数を調節していきます。基本的に一回換気量が同じであれば、**換気回数が増え分時換気量が増加すると $PaCO_2$ は低下し、逆に換気回数が減り分時換気量が減少すると $PaCO_2$ は増加します。**

初期設定の手順の一例を示します。

1. 一回換気量（mL）を 6～10（mL/kg）×理想体重（kg）に設定（ARDS 患者であれば 4～8〔mL/kg〕×理想体重〔kg〕）。
2. 目標分時換気量（L/min）≒理想体重（kg）× 0.1（L/kg/min）となるように換気回数（おおよそ 10～20 回 /min）を設定（正常の分時換気量の目安は 5～8L/min や、0.1L/kg/min とされますが、CO_2 産生量の増加が予想される発熱時などや、死腔の増大が予想される呼吸不全の場合などは、正常よりも目標を増やす必要があります）。
3. 血液ガス分析により、$PaCO_2$ を確認。
4. $PaCO_2$ が 35～45mmHg の範囲になるように換気回数を増減。

上記手順に沿って、男性、身長163cm、理想体重60kg、の場合の換気回数を設定してみましょう。

1. 一回換気量＝6（mL/kg）×60（kg）≒360（mL）
2. 目標分時換気量＝60（kg）×0.1（L/kg/min）＝6.0（L/min）
   6.0（L/min）＝360（mL/回）×換気回数 → 換気回数≒16（回/min）
3. 血液ガス分析 $PaCO_2$＝30mmHg
4. 換気回数16→12（回/min）

このように初期設定はおおよその目安で設定して、そのあと血液ガス分析の結果を見ながら調節していきます。

③ 換気回数の増加を考慮するとき

高二酸化炭素血症（$PaCO_2$ ≧ 45mmHg）

急性の高二酸化炭素血症は意識障害、呼吸性アシドーシスによる重度のアシデミアにより循環不全や心停止、呼吸停止をきたしうる[1, 2]ため早急な対応が必要です。一回換気量を増やすとともに（前述した一回換気量の上限は守ります）、換気回数を増加させて、$PaCO_2$を目標に近づけましょう（コラム①〔p. 90〕）。あまりに換気回数を増やすと、呼気に確保できる時間が減り、後述するauto PEEPが生じるので注意が必要です。また、ARDS患者においては一回換気量があまり増やせないので、換気回数を多くして分時換気量を稼ぐことになりますが、$PaCO_2$を正常化させるのは難しいことが多いです。この際はpermissive hypercapniaという概念を用います（コラム②〔p. 91〕）。

ここで、血中の二酸化炭素分圧（$PaCO_2$）がどのように決められているか少し踏み込んで説明します。少し難しい内容になりますので図1を見ながら読み進めてください。

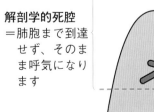

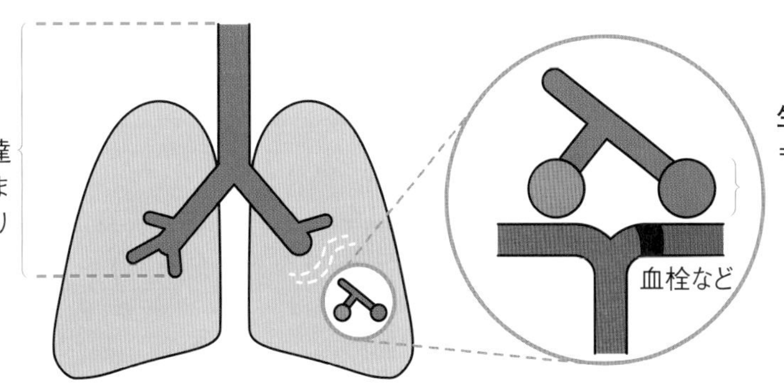

解剖学的死腔
＝肺胞まで到達せず、そのまま呼気になります
血栓など
生理学的死腔
＝肺胞に到達しますが、ガス交換されずそのまま呼気になります

図1：解剖学的／生理学的死腔

コラム①

「一回換気量 vs 換気回数」どちらを増やせば効率よく $PaCO_2$ を下げられるか？

われわれが $PaCO_2$ を減少させたいと考える際に行う行動は分時肺胞換気量（$M\dot{V}_A$）を増やすべく、一回換気量を増加させるか、換気回数（f）を増加させることです。では、どちらを上げるほうが効率よく換気ができると思いますか？

式（2）にあるように $PaCO_2$ は k、二酸化炭素産生量（$\dot{V}_{CO2}$）が一定であれば $M\dot{V}_A$ に反比例します。つまり、$M\dot{V}_A$ が大きければ大きいほど $PaCO_2$ の減少に寄与できます。$M\dot{V}_A$ は下式で表されます。

$M\dot{V}_A = f \times \dot{V}_A = f \times (\dot{V}_T - \dot{V}_D)$ （∵式（3））

ここで、理想体重60kgの健常成人男性を例にとり、2つのパターンで $M\dot{V}_A$ の計算を行ってみます。

（A）$\dot{V}t$ 600mL（10mL/kg）、f 12回/min、死腔換気量（$\dot{V}_D$）＝150mL

$M\dot{V}_A = 12 \times (600 - 150) = 5{,}400$mL

（B）$\dot{V}t$ 360mL（6mL/kg）、f 20回/min、$\dot{V}_D = 150$mL

$M\dot{V}_A = 20 \times (360 - 150) = 4{,}200$mL

一回換気量、呼吸数に対するそれぞれの比率は同じです分時肺胞換気量では（A）が優位に多く、さらに今回の症例は健常人であり、疾患肺があれば前述の生理学的死腔が存在する（$\dot{V}_D > 150$mL）こととなり、その差はさらに広がることがわかります。式からもわかるように、一回換気量の増加は純粋に分時肺胞換気量の増加に寄与しますが、換気回数の増加は死腔も同時に増加させてしまい、その効果は限定的となります。上記より換気回数を増加させるよりも一回換気量を増加させるほうが、$PaCO_2$ を減少させるために効率的であることがわかります。

$PaCO_2$ は下式によって規定されています。

$PaCO_2 = k \times \dot{V}_{CO2}/M\dot{V}_A$ …………式（2）

（k＝定数、$M\dot{V}_A$：分時肺胞換気量、$\dot{V}_{CO2}$：二酸化炭素産生量）

この時 $\dot{V}_{CO2}$ は体内の二酸化炭素産生量を示し、$M\dot{V}_A$ は分時肺胞換気量（後述）を示しますが、$PaCO_2$ が上昇する条件には以下の2つが挙げられます。

- **$M\dot{V}_A$（分時肺胞換気量）の低下**
- **$\dot{V}_{CO2}$（二酸化炭素産生量）の増加**

$M\dot{V}_A$ の低下

分時肺胞換気量について説明する前に、まず死腔という用語について説明します。図1に示すように通常、口から呼吸される空気のすべてが、必ずしもガス交換が行われる肺胞まで到達できるわけではありません。また血管内に何らかの障害があれば肺胞に達したとしてもガス交換さ

コラム②

$PaCO_2$ はどこまで許容されるか？ ～permissive hypercapnia という考え方～

ARDS などの重症呼吸不全における低一回換気量戦略や慢性閉塞性肺疾患に伴う内因性 PEEP（auto-PEEP）の発生においては、一回換気量の制限や換気回数の低減が必要となる場面があります。しかしながら前述（コラム①）のように $PaCO_2$ の低下に寄与する一回換気量／換気回数が制限されてしまっては $PaCO_2$ の増加は免れません。その中で、肺保護と内因性 PEEP の減少を目的とし、生命予後に危険のない範囲で $PaCO_2$ を許容していく管理を permissive hypercapnia（許容される高二酸化炭素血症）と呼びます。

それではどこまで $PaCO_2$ を許容してよいのか？ という疑問に達するのは至極当然ですが、これまでにその結論はでていません。$PaCO_2$ の上限は定まっていませんが、とある研究では pH に着目し、pH ＞ 7.2 までは重大な副作用は最小限になるだろうと言及するものもあります[3)]。

れず、吸ったそのままの状態で呼気となる空気も存在します。前者を解剖学的死腔、後者を生理学的死腔と呼びます。**実際にガス交換に関わるのは、一回換気量から死腔換気量を引いた肺胞換気量です。この肺胞換気量に換気回数をかけたものが分時肺胞換気量で、実際に二酸化炭素の排泄に関与する部分になります。**

一回換気量を $\dot{V}_T$、死腔換気量を $\dot{V}_D$、肺胞換気量を $\dot{V}_A$ とすると以下の式が成り立ちます。

$\dot{V}_A = \dot{V}_T - \dot{V}_D$ …………式（3）

もちろん一回換気量が小さければ肺胞換気量も減りますし、同等の一回換気量であれば死腔換気量が増加するほど肺胞換気量は減少し、二酸化炭素の排泄効率は低下します。

解剖学的死腔は一般的に 150mL 程度といわれていますが呼吸様式で変動し、生理学的死腔は多くの肺疾患で増加しています。こういった状況では一回換気量がこれ以上増やせない場合、非効率ではありますが（コラム①）、換気回数を増加させ分時肺胞換気量を確保することが検討されます。

VCO_2 の増加

われわれの体内では生理学的反応の代謝産物として二酸化炭素が産生されています。当然この産生が増加すれば、式（2）にあるように $PaCO_2$ は上昇します（表1）。

表1：VCO_2 増加の病因

- 発熱
- 甲状腺中毒症
- 異化作用の亢進（敗血症、ステロイドなど）
- 代謝性アシドーシス
- 運動

アシデミア

冒頭にて $PaCO_2$ を指標とし、その目標値は35～45mmHgに設定すると述べましたが、例外があります。それは、**代謝性アシドーシスをきたしている場合です**。アシデミアは進行すると意識障害や循環不全、心室性不整脈などの致死的合併症を引き起こすため、何らかの原因で代謝性アシドーシスをきたしている場合は、呼吸での代償が酸塩基平衡を維持するために不可欠です。この状況下では原疾患の改善が得られるまでは $PaCO_2$ ではなく、pHを指標に換気回数の設定を行います。

4 換気回数の減少を考慮するとき

換気回数の減少を検討するパターンは大きく分けて2つあります。

・Auto PEEPを認めるとき

・低二酸化炭素血症のとき

低二酸化炭素血症（$PaCO_2$ < 35mmHg）

強制換気下において、低二酸化炭素血症を認めた場合は、一回換気量が過剰でないことを確認したのち、換気回数の減量を検討しましょう。

ビジュアル解説

内因性PEEP（auto-PEEP）を認めるとき

内因性PEEPとは何か？

内因性PEEP（auto-PEEP）とは呼気が完全に終了していないにもかかわらず吸気が始まってしまう結果、肺胞内に余分な気体による圧が発生することをいいます。

内因性PEEPの害

余分な気圧が生じることで以下の害が起こりうるため、早急な対応が必要です。

・胸腔内圧の上昇や、静脈還流量の低下

・肺の過膨張や高圧に伴う人工呼吸器関連肺損傷

・呼吸器非同調（ミストリガー）に伴う呼吸仕事量の増加

・一回換気量の低下

内因性PEEPを確認する方法

内因性PEEPを確認するには人工呼吸器の流量波形を確認します。

呼気波形において、基線に戻る前に吸気が始まっている場合、内因性PEEPの存在を考えます（図2）。

内因性PEEPを認めた場合の対応

グラフィック上、呼気波形が基線に戻っておらず、内因性PEEPと判断した場合、その多くは呼気時間が十分に確保できていないことに原因があります。したがって、**呼気時間を十分確保するために換気回数の減量**を検討します（**1-12 動画**参照：呼吸数を減らすことで呼気時間が延長し、内因性 PEEP がなくなっていく様子がわかります）。

ここで注意することは、内因性 PEEP があるからといって安易に換気回数を減らすと今度は $PaCO_2$ が貯留し、呼吸性アシドーシスを来すことがあります。その場合は内因性 PEEP とアシデミアのジレンマを抱えることになりますが、実臨床においては可能な限り内因性 PEEP を制御しながら重篤な合併症が起こらない範囲でのアシデミアを許容していく戦略がとられます（コラム②参照）。

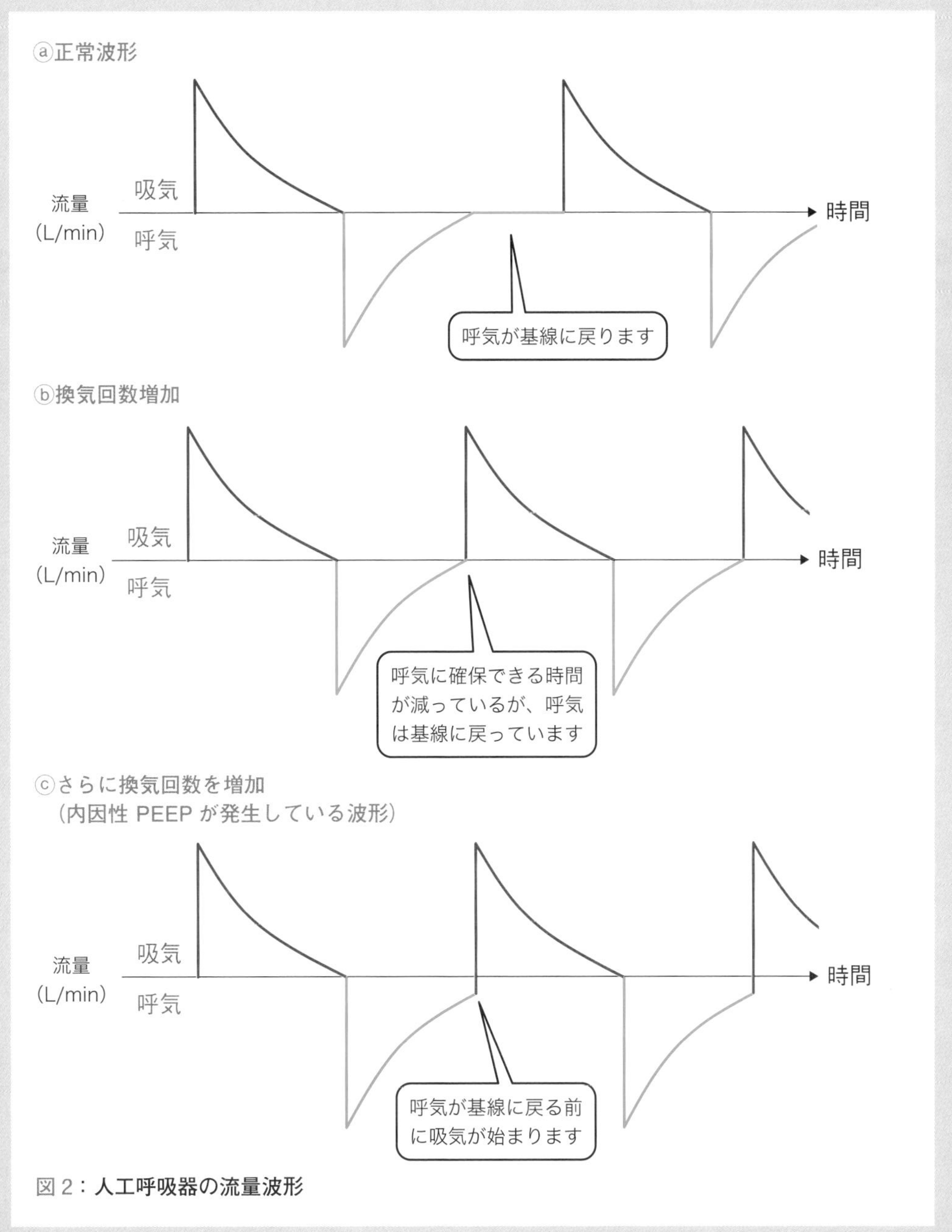

図 2：**人工呼吸器の流量波形**

5 おわりに

本稿では強制換気中の換気回数設定について初期設定の目安、換気回数の増減を考慮すべきタイミングとその注意点などについて述べてきました。患者ごとの肺の特性や疾患の多様性によって適切な換気回数は変化するため、根幹となる生理学的機序を念頭に置きながら必要に応じて調節を行っていくことが重要です。

文献

1） Price, HL. Effects of carbon dioxide on the cardiovascular system. Anesthesiology. 21, 1960, 652-63.

2） Juan, G. et al. Effect of carbon dioxide on diaphragmatic function in human beings. N Engl J Med. 310（14）, 1984, 874-9.

3） Bidani, A. et al. Permissive hypercapnia in acute respiratory failure. JAMA. 272（12）, 1994, 957-62.

稲田崇志／片岡　惇

memo

13

吸気・呼気時間（T）の調節

サクッとサマリー

- **人工呼吸管理患者の呼気時間をわれわれが規定することはできません。**
- **呼吸数と吸気時間を規定することで、呼気時間を確保します。**
- **呼気時間は、呼気波形の波形が基線に戻る時間を確保します。**

① はじめに

本稿では、人工呼吸器の設定における吸気時間・呼気時間の調節についてまとめます。まず、大前提として知っておかなければならないこととして、**人工呼吸器は呼気を助けることはありません**。呼気は肺と胸郭の弾性によって受動的に行われます。引き伸ばされたゴム風船が自然に縮むのと同じ要領です。患者の気道抵抗やコンプライアンスに左右されるため、われわれが呼気時間そのものを設定することはできません。では、どのようにして吸気時間と呼気時間を調節するのでしょうか。

② 呼吸数調節による 1 回の呼吸時間の決定

人工呼吸器の補助 - 調節換気（A/C）モードを使用する際には、呼吸数を設定します（呼吸数の設定については、本書の第 1 章 12 を参照してください）。呼吸数を設定すると、A/C の場合、次の呼吸が始まるまでの時間が決定します（例：呼吸数を 20 回 /min に設定すると 60 秒 ÷ 20 回 = 3 秒 / 回）。1 回の呼吸には吸気と呼気が含まれます。われわれが規定するのは吸気時間になります。**吸気時間を規定した場合、残りの時間が呼気に確保された時間となります。この吸気時間と呼気時間の比のことを「I：E 比」といいます。**

ビジュアル解説

呼吸数調節による１回の呼吸時間の決定

例として、呼気に確保された時間の波形を参考にみていきます（図 1）。図 1 ⓐには吸気時間、呼気時間、I：E 比の図を、図 1 ⓑとⓒにはそれぞれ呼吸数を変えたときの波形を示しています。呼吸数を減らすと 1 回の呼吸にかけることができる時間が長くなるのがわかります。

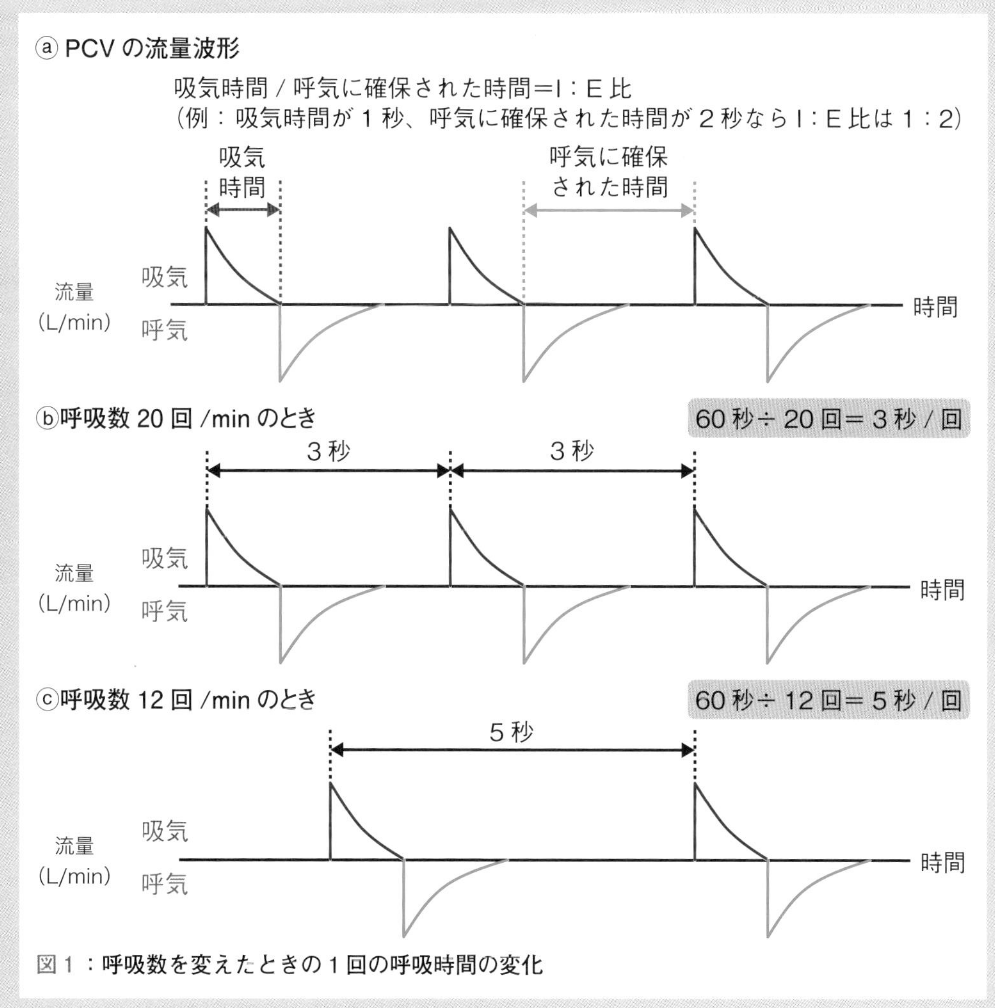

図 1 ：呼吸数を変えたときの 1 回の呼吸時間の変化

③ それぞれのモードにおける吸気時間の設定

呼吸数が決まったことで１回の呼吸（吸気と呼気）にかけることができる時間が決定しました。前述したように**われわれが設定できるのは吸気時間であり、呼気時間を設定することはできません。**

吸気時間を決定する方法として以下の3つの方法があります。

①吸気時間を直接設定する

PCVと一部のVCVでは、吸気時間を直接設定します。**吸気時間を直接設定することで、残りの時間が呼気に確保された時間になります**。具体的には1回の呼吸時間を4秒とすると、吸気時間を1秒にすれば呼気に確保された時間は3秒になります。もし吸気時間を1.5秒にすると呼気に確保された時間は2.5秒になります。

②送気流量を設定する

VCVの一部では送気流量を設定します。初期設定としては40〜60L/min程度にします。ここまでは1回換気量400mL、送気流量60L/minと設定した場合、吸気時間がどう規定されるのかを考えたいと思います。

60L/minの送気流量とは、60L/min = 60,000mL/60秒（sec）となり、1,000mL/secとなります。これは1秒間に1,000mLの量が入る速度で空気を送るということですから、1回換気量を400mLとした場合の吸気時間は400 ÷ 1,000 = 0.4秒かかるということになります。送気流量30L/minだと500mL/secで吸気時間が0.8秒、90L/minだと1,500mL/secで吸気時間が0.26秒となり、**送気流量を小さくすれば吸気時間が長くなり、送気流量を大きくすれば吸気時間が短くなる**ことがおわかりいただけると思います。VCVの矩形波での送気流量による波形の変化を図2に示します。

③I：E比を設定する

機種によってはI：E比を設定することもできます。I：E比を設定する場合には、**呼吸数から1回の呼吸時間が決まったあとに、I：E比から吸気時間と呼気時間が決まる**ということになります。

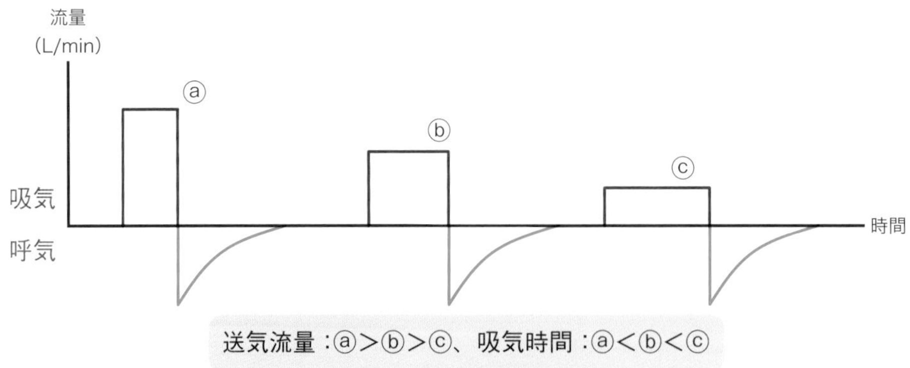

図2：VCV（矩形波）での送気流量変更による流量波形の変化

上記3つのどの方法でもしっかりと意識して設定すれば、どの方法が優れているということはありません。ただし、設定項目を変更した場合は、ほかの項目との整合性がとれるかをしっかりと確認しなければなりません。設定項目を変更したら、必ず人工呼吸器の波形を見ながら自分の設定に問題がないかを確認することが重要です。

具体的にどのような問題が起きるのかをみていきます。吸気時間を設定した場合とI：E比を設定した場合で呼吸数を変化させるとどうなるのでしょうか。吸気時間を設定するほうでは吸気時間を1秒とします。I：E比を設定するほうではI：E比を1：3とします。

まず吸気時間を1秒と設定し、呼吸数を15回/min、20回/min、30回/minとそれぞれ変化させました（図3ⓐ～ⓒ）。図を見ればわかるように呼吸数を増やすことで、次の呼吸が始まるタイミングが早くなるにもかかわらず、吸気時間が一定のままだと呼気時間が短縮していきます。このままだと呼気時間が十分にとれずauto PEEP（後述）の懸念がでてきます。

次にI：E比を1：3と設定し、呼吸数を15回/min、20回/min、30回/minとそれぞれ変化させました（図4ⓐ～ⓒ）。呼吸数を増やすことで、1回の呼吸にかける時間が短縮し、吸気が十分にとれなくなります。もちろんこれらの例は患者の状態により変化しますが、単一項目だけ

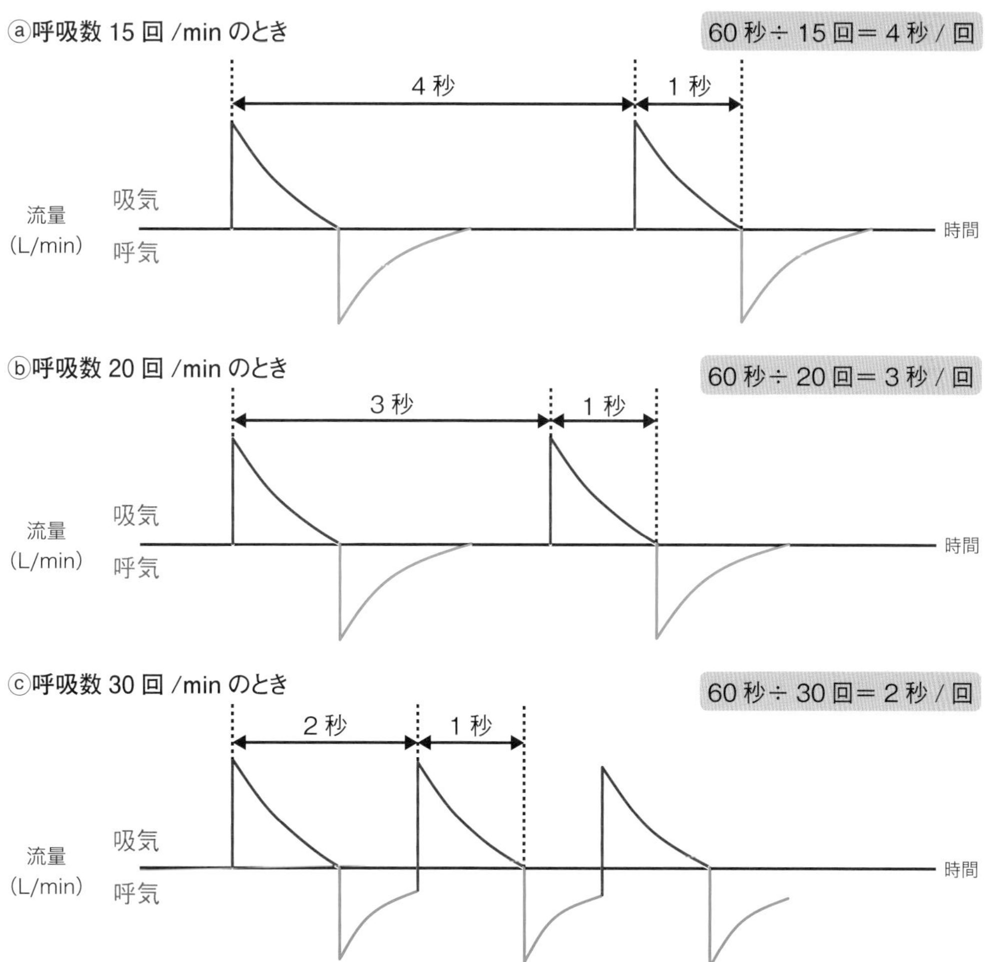

図3：PCVでの呼吸数変更による流量波形の変化

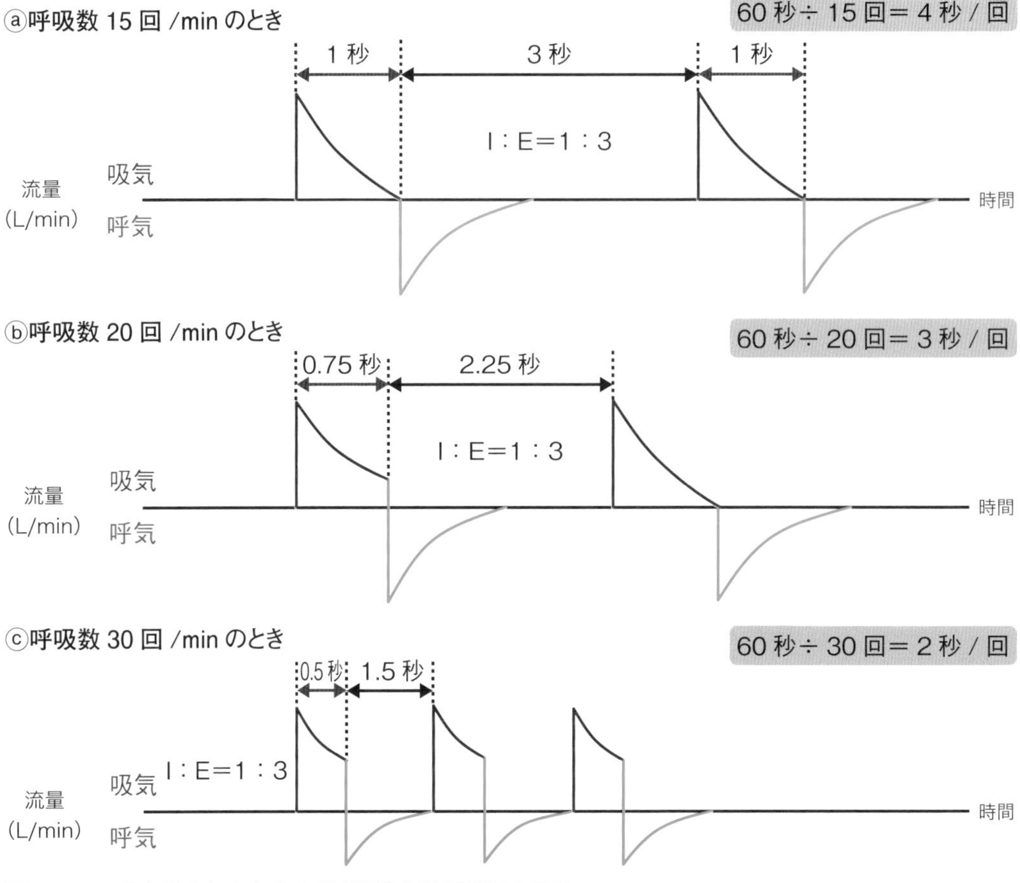

図 4：I：E 比を固定したときの呼吸回数と流量波形の変化

変更することの危険性や、設定を変更したあとに必ず人工呼吸器の波形を確認することの重要性についてはご理解いただけるかと思います。

4 吸気時間の設定の注意点

吸気時間の設定においては通常 0.8〜1.2 秒の間で設定します。まず設定してみて、人工呼吸器の波形や血液ガス分析の結果を見ながら調節します。PCV での吸気時間の設定の注意点を見ていきます。着目すべきはフロー波形になります（図 5）。

吸気時間を設定する際の注意点は、できるだけフローが 0 に下がるところに設定するということです（図 5ⓐ）。吸気時間が短すぎると、送気の最中にもかかわらず送気が終了することになります（図 5ⓑ）。また自発呼吸が出た場合には本人の吸気努力が継続しているのに送気がされないということになり、患者−呼吸器非同調の原因になります。図 5ⓑのような場合、本来入る換気量（図 5ⓑ斜線部）が送気されていないということになります。この状況で換気量を増加させたい場合には吸気圧を上げるのではなく、吸気時間を伸ばすことで換気量を増やすことができます。逆に、吸気時間が長すぎた場合には、肺に空気が入りきっているにもかかわらず、呼気に移行することができないため「息止め」のような時間ができてしまいます（図 5ⓒ）。

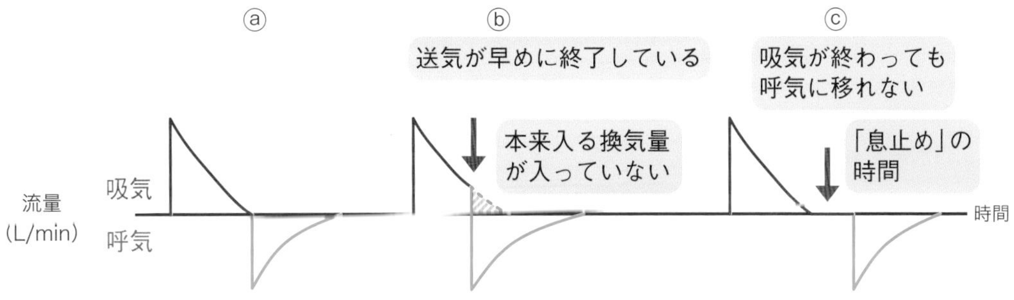

図 5：PCV での吸気時間の設定と流量波形

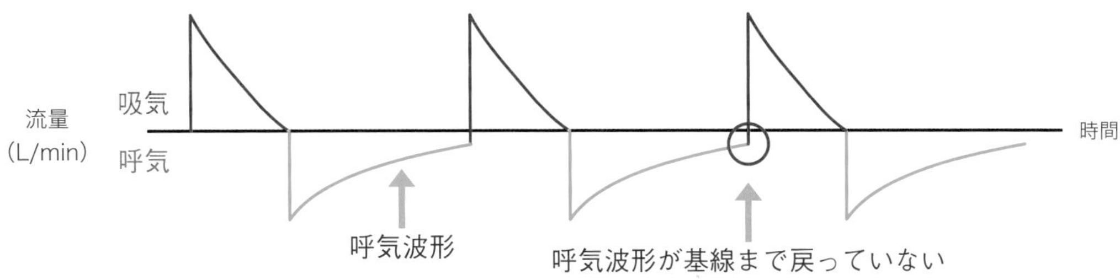

図 6：内因性 PEEP の流量波形

5 呼気時間の設定の注意点

呼気時間の設定の注意点は、しっかりと患者が空気を吐ききる時間を確保することです。グラフィックでいうと**流量波形が基線にしっかり戻ること**を確認しなければなりません。特に、気管支喘息や COPD などの閉塞性肺疾患では注意が必要です。これらの疾患では、空気を吐ききるために呼気時間を十分にとる必要があります。呼気時間が不十分だと、残気がある状態でさらに送気をしてしまうことになり非常に危険です。このように呼気終了時にも残気があることを内因性 PEEP（auto-PEEP、エア・トラッピング）といいます。**内因性 PEEP は肺過膨張による肺障害や、胸腔内圧の上昇による循環動態の悪化、患者−人工呼吸器非同調の原因になるため絶対に避けなければなりません。**内因性 PEEP を見つける手段として**流量波形の呼気部分に注目**します。図 6 を見ると、呼気波形が基線に戻る前に吸気が始まっているのがわかります。このままだと内因性 PEEP をきたすので、呼気時間をしっかりと確保するために吸気時間を短くすることや呼吸数を下げることが必要です。多くの人工呼吸器では呼気ポーズを行うことで内因性 PEEP を検出できます。

6 おわりに

吸気時間・呼気時間の設定についてまとめました。吸気時間・呼気時間の設定は患者−人工呼吸器非同調を起こさないことや、患者が「快適に」人工呼吸器を使用するために必ず確認しなければならない項目です。自分が設定した項目が問題ないか、必ず人工呼吸器の波形を見ながら確認するようにしてください。

コラム

時定数

時定数とは、気道抵抗とコンプライアンスを掛け合わせたものになります。気道抵抗の単位は「cmH_2O/L/sec」、コンプライアンスの単位は「mL/cmH_2O」ですので、これらを掛け合わせると「sec（秒）」が残ります。時定数というのは一定の換気量に対して、受動的に肺が63％膨らむ、またはしぼむまでの時間と一致します。時定数の5倍の時間が経つとほぼ100％膨らむ、またはしぼむことがわかります（図7）[1]。閉塞性肺疾患のように気道抵抗が上昇する疾患では時定数が高くなるため呼気時間を長くとらないといけません。ARDSのようなコンプライアンスが低下する疾患では時定数が短くなり、呼吸にかける時間は短くてもよいことがわかります。

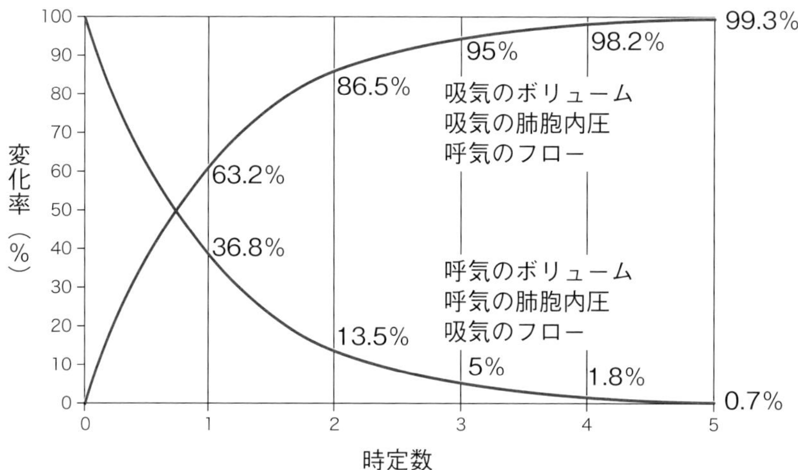

図7：時定数と吸気および呼気時のボリューム、肺胞内圧、フローの変化の関係
（文献1より著者訳）

文献

1） Daoud, EG. et al. Airway pressure release ventilation: what do we know? Respir Care. 57 (2), 2012, 282-92.

木庭　茂／片岡　惇

memo

14 ▶動画

NPPV における IPAP と EPAP の調節

サクッとサマリー

- PC における２種類の設定方法である「above PEEP」と「include PEEP」の概念を理解しましょう。
- IPAP を変更するタイミングについて、フィジカルアセスメントできるようになりましょう。
- EPAP によるさまざまな効果について学ぶことで、適切な症例で使用できるようになります。
- IPAP や EPAP を変更する際の注意点について、グラフィック波形とあわせて確認しましょう。

1 IPAP とは

IPAP（inspiratory positive airway pressure；吸気圧）は、NPPV（非侵襲的陽圧換気）の人工呼吸器で主に用いられる用語で、IPPV（侵襲的陽圧換気）の PC（pressure control；プレッシャーコントロール）や PS（pressure support；プレッシャーサポート）に相当します。IPPV における PC-SIMV では強制換気を PC、サポート換気を PS にて別々に設定しますが、NPPV の S/T モードでは強制換気とサポート換気を併せて IPAP として設定します。

また、IPPV における PC の設定方式には① above PEEP と② include PEEP の２種類があり、メーカーや機種ごとに設定方式が異なるため注意が必要になります。

① above PEEP（図 1）

above は日本語で「～の上に」という意味になります。よって、above PEEP とは設定した PEEP に PC を上乗せする設定方式になります。そのため、PIP（peak inspiratory pressure：最高気道内圧）は PC + PEEP の値になります。

② include PEEP（図 2）

include は日本語で「～を含む」という意味になります。よって、include PEEP とは設定した PC に PEEP も含まれた設定方式になります。そのため、PIP は PC の値になります。

NPPV で設定する IPAP は include PEEP 方式が用いられていることが多いのに対して、IPPV で使用される人工呼吸器は above PEEP 方式が多いため、自施設で採用されている IPPV と

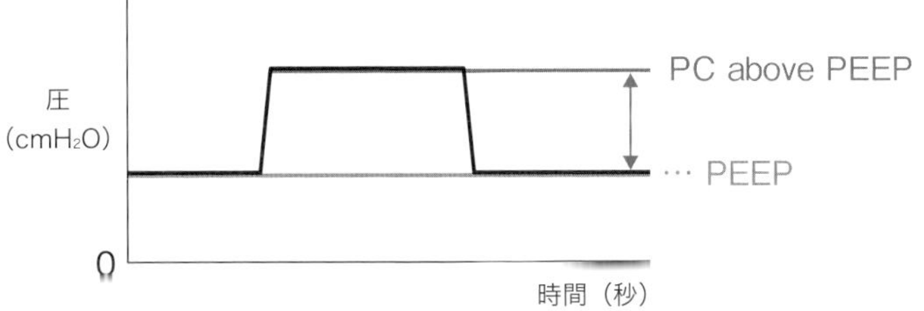

図1：above PEEP

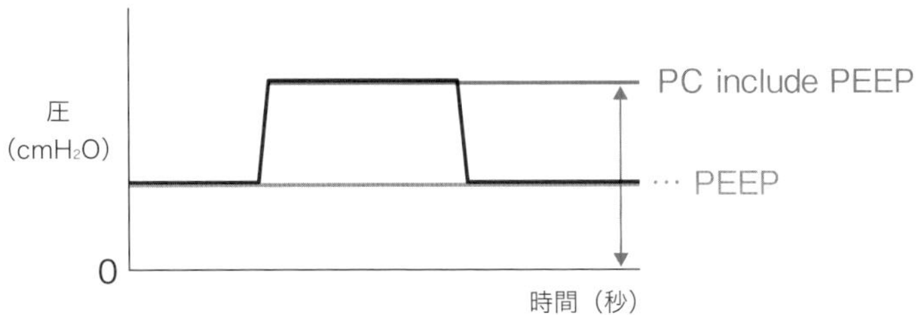

図2：include PEEP

表1：IPAPの設定変更するタイミング

IPAPを上げる	IPAPを下げる
・呼吸回数の上昇 ・一回換気量が少ない ・呼吸仕事量が多い ・$PaCO_2$ の貯留	・呼吸回数の低下 ・一回換気量が多い ・呼吸状態安定による weaning ・$PaCO_2$ の吐け過ぎ

NPPVの人工呼吸器がそれぞれどちらの方式でPCを設定するのかを確認しておく必要があります。誤った理解のまま人工呼吸器の設定を行ってしまうと、思っている設定と実際の換気動作が全く異なることが想定されますので十分に注意してください。

PCの設定方式がabove PEEPやinclude PEEPのどちらかにかかわらず、**PSはabove PEEPで設定する方式を採用している機種がほとんどであるため、PCの設定方式と混同しないよう注意が必要になります。**

NPPVのIPAP-EPAPはIPPVのPCやPSに相当するため、患者の吸気努力を検知しサポート換気や補助換気をどのくらいの圧力で行うか、また吸気努力を検知できない場合には、調節換気としてどのくらいの圧力で強制換気を行うか規定する設定項目になります。

IPAPの設定変更を検討する場合は患者の呼吸パターン、生体情報モニター、動脈血ガス分析の数値を参考にして実施します（表1）。また、NPPVを施行している患者は意思疎通が可能なことが多いので、「呼吸が苦しくないか」患者に聞いてみることも設定変更の際には重要になります。

下部食道括約筋圧はおよそ20cmH_2Oとされており、胃内へ空気を流入させてしまう呑気が増加する恐れもあるため、IPAPが20cmH_2Oを超える場合には確実に呼吸管理を行うことのできるIPPVへ変更することが望ましいです[1]。

② EPAPとは

EPAP（expiratory positive airway pressure；呼気圧）はIPAPと同様にNPPVの人工呼吸器で主に用いられる用語で、IPPVのPEEPに相当し、名称は異なるものの同義になります。

EPAPを設定する目的としていくつかありますが、基本的にはPEEPと同様になります。

肺胞虚脱の改善によるシャント減少

虚脱した肺胞に IPAPを付加することで開通した肺胞をEPAPによる持続的陽圧で保持し、FRC（functional residual capacity：機能的残気量）を増加させます。それによりシャントを軽減することができるため、酸素化改善に寄与します。また、虚脱した肺胞は虚脱と再開通を繰り返すことにより障害が生じることがあり、可能な範囲で虚脱を防止する必要があります。

コンプライアンス改善による呼吸仕事量低下

コンプライアンスが低い肺胞に対して、EPAPによりある程度肺胞を開存した状態で呼吸を行うことで、呼吸仕事量を軽減させることができます（図3）[2]。

胸腔内圧上昇に伴う前負荷軽減

心不全を契機とした低酸素血症をきたしている場合には、NPPVのEPAPによる効果を期待して導入されることがあります。軽度のEPAPによる胸腔内圧上昇により、上大静脈や下大静脈からの静脈血のリターンを減少させることで心負荷軽減やそれに伴う心拍出量の増加が期待されます。また、心拍出量の適正化により肺胞うっ血が減少するため、ガス交換能の改善も期待されます。

内因性PEEP（auto-PEEP）に対する呼吸困難感軽減

閉塞性肺疾患で呼気抵抗が高い場合や過度な換気設定により呼気時間が短くなった場合、呼出が終了しないまま次の吸気が開始されると肺胞内に陽圧が残存したままになってしまいます。この状態を内因性PEEP（auto-PEEP）といい、呼吸や循環動態に悪影響を及ぼす可能性があります。

I. 内因性PEEPの呼吸に対する悪影響

NPPVは自発呼吸が残存する患者に対して使用されるため、患者の吸気努力に同調して補助換気やサポート換気を行います。そのため、人工呼吸器が患者の吸気努力を適切に検知する必要があります。内因性PEEPが残存する状態で自発呼吸を検知するためには、人工呼吸器が自発呼吸であると検知するための圧力（流量）に加えて、患者は内因性PEEP分の圧力（流量）を

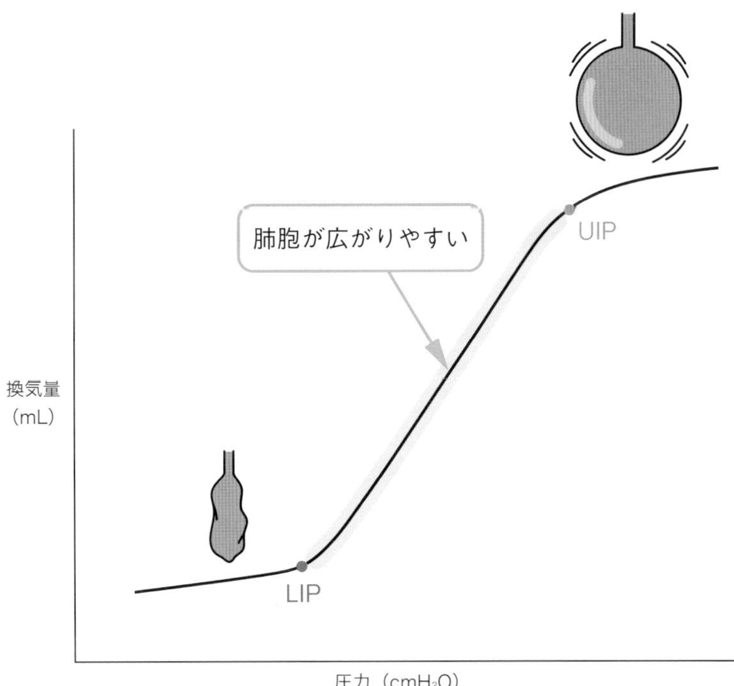

図3：**EPAPによるコンプライアンスの改善**（文献2を参考に作成）
・LIP：lower inflection point（下変曲点）
・UIP：upper inflection point（上変曲点）

吸気しなければなりません。よって、内因性PEEPが残存していると患者はより強い吸気努力を行わなければ、人工呼吸器が自発呼吸を検知することができないため患者の呼吸困難感や呼吸仕事量は増加してしまいます。そのままの設定で換気を継続してしまうと**肺胞の過伸展によるbarotrauma（圧損傷）や強い吸気努力によるP-SILI（patient self-inflicted lung injury：自発呼吸誘発性肺傷害）**をきたす恐れがあるため、内因性PEEPと同程度のEPAPを設定するカウンターPEEPにより、肺胞の過膨張を予防し吸気トリガー感度を改善させることが期待されます。

2. 内因性PEEPの循環に対する悪影響

適切なEPAPを付加することにより、心臓の前負荷軽減や循環動態の改善が期待されます（前述の「2. EPAPとは：胸腔内圧上昇に伴う前負荷軽減」を参照）。しかし、内因性PEEPが発生している場合や過度なEPAPが付加されている場合は過剰な胸腔内圧が発生し、前負荷低下をきたすことによる心拍出量の減少を呈します。内因性PEEPを解消するためにさらなるEPAPを加える場合（**カウンターPEEP**）は、心拍出量減少による血圧低下や末梢循環不全による臓器障害などの発生に加え、FRC上昇により心血管系への影響も危惧されます[3]。

さらに、**カウンターPEEPを加える場合は8cmH$_2$O未満の少量のPEEPが有効とされています**[4]。よって、auto PEEP解消を目的にカウンターPEEPとしてEPAPを付加する際は、慎重に行う必要があります。

③ EPAP を上げるときの注意点

NPPV で設定する IPAP は、include PEEP 方式が用いられていることが多いです。そのため、**PCV モードや S/T モードなど IPAP と EPAP を併せて設定するモードで EPAP の設定を変更する際には、IPAP も EPAP と同様に設定を変更する必要があります。**もし EPAP のみ設定変更してしまうと PC・PS ＝ IPAP － EPAP により規定されるため、調節換気や補助換気、サポート換気の吸気圧設定が EPAP 変更前よりも低くなってしまい、一回換気量低下による低分時換気量や呼吸困難感による換気回数上昇などが発生する恐れがあります。

IPPV から NPPV の人工呼吸器へ載せ替える際には、前述した通り PC の設定方式の違いに注意して行う必要があります。あらかじめ自施設で採用されている人工呼吸器について確認しておきましょう。

人工呼吸器の設定変更や載せ替えを行った際には、必ず前後でグラフィック波形やモニタリング値、循環動態などに異常がないかアセスメントしたのち、異常がないことを確認してからベッドサイドを離れる必要があります。また、設定変更や載せ替えが適切であったかどうか動脈血液ガス分析や患者本人の呼吸苦などのヒアリングを行い、このまま継続可能かどうかアセスメントすることを忘れてはいけません。

ビジュアル解説

IPAP や EPAP を上げたときのグラフィクモニターの変化

IPAP や EPAP、その両方を同時に設定変更した場合のグラフィックモニターの変化について、それぞれどの部分が変化するのか理解することで、グラフィックモニターやモニタリング値などからさまざまなデータを読みとることができます（図 4〜7、**1-14 動画①〜③参照**）。

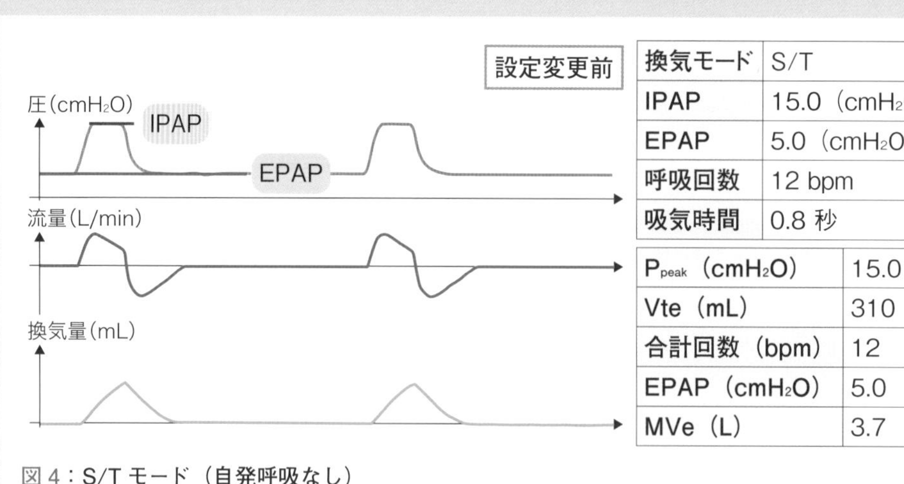

換気モード	S/T
IPAP	15.0（cmH_2O）
EPAP	5.0（cmH_2O）
呼吸回数	12 bpm
吸気時間	0.8 秒

P_{peak}（cmH_2O）	15.0
Vte（mL）	310
合計回数（bpm）	12
EPAP（cmH_2O）	5.0
MVe（L）	3.7

図 4：S/T モード（自発呼吸なし）

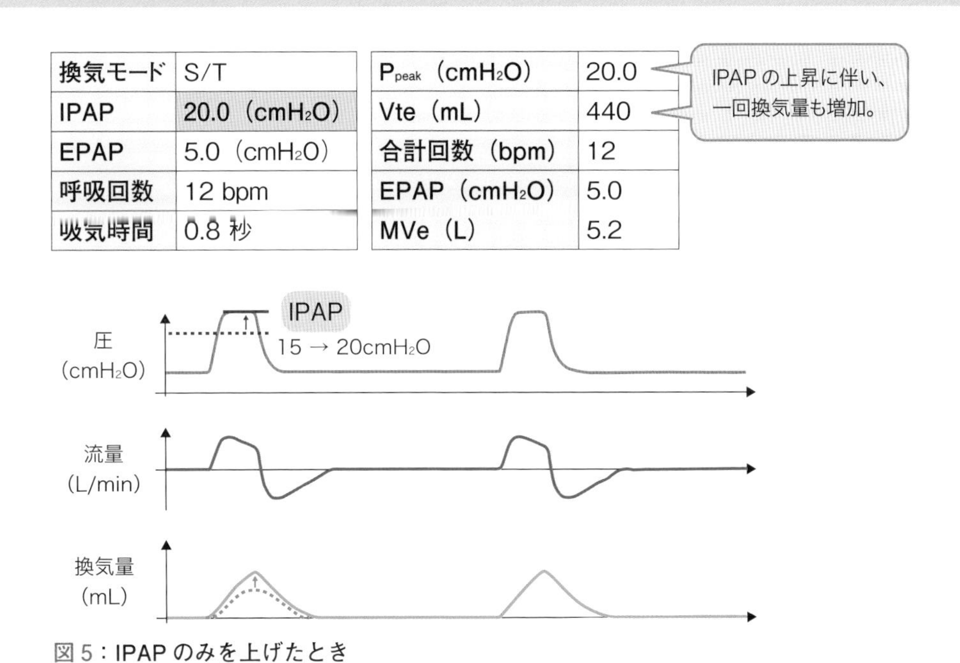

換気モード	S/T
IPAP	20.0（cmH$_2$O）
EPAP	5.0（cmH$_2$O）
呼吸回数	12 bpm
吸気時間	0.8 秒

P_{peak}（cmH$_2$O）	20.0
Vte（mL）	440
合計回数（bpm）	12
EPAP（cmH$_2$O）	5.0
MVe（L）	5.2

IPAPの上昇に伴い、
一回換気量も増加。
IPAP
15 → 20cmH$_2$O
圧
(cmH$_2$O)
流量
(L/min)
換気量
(mL)

図5：IPAPのみを上げたとき

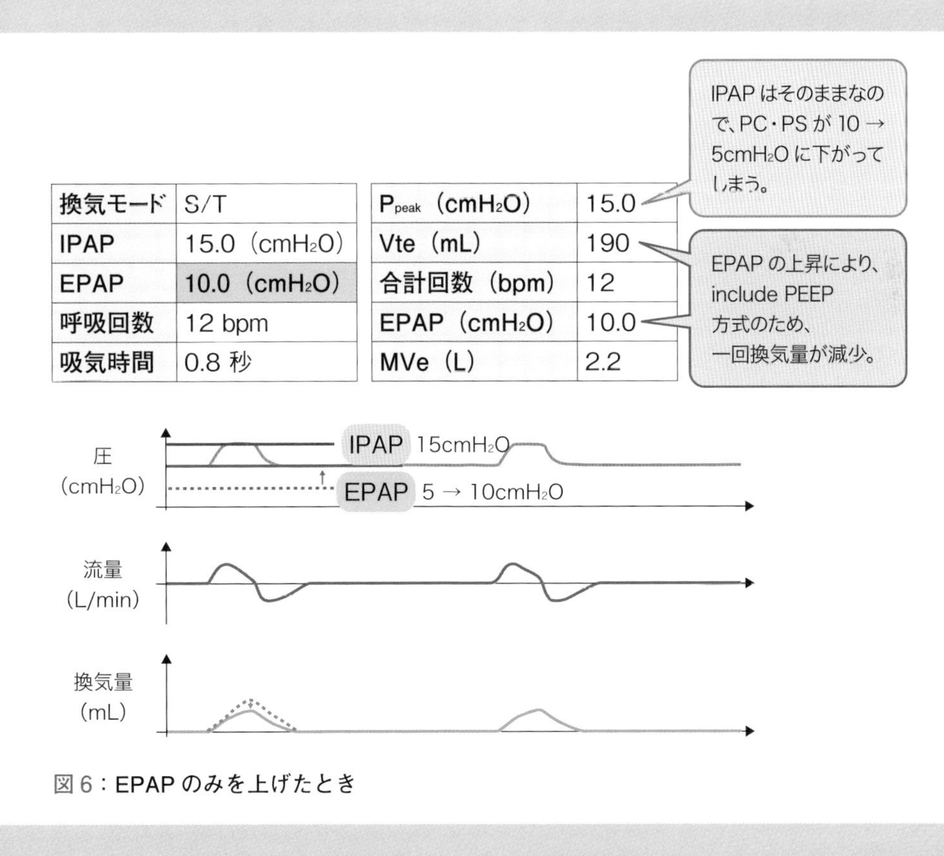

換気モード	S/T
IPAP	15.0（cmH$_2$O）
EPAP	10.0（cmH$_2$O）
呼吸回数	12 bpm
吸気時間	0.8 秒

P_{peak}（cmH$_2$O）	15.0
Vte（mL）	190
合計回数（bpm）	12
EPAP（cmH$_2$O）	10.0
MVe（L）	2.2

IPAPはそのままなので、PC・PSが10 → 5cmH$_2$Oに下がってしまう。
EPAPの上昇により、include PEEP方式のため、一回換気量が減少。
IPAP 15cmH$_2$O
EPAP 5 → 10cmH$_2$O
圧
(cmH$_2$O)
流量
(L/min)
換気量
(mL)

図6：EPAPのみを上げたとき

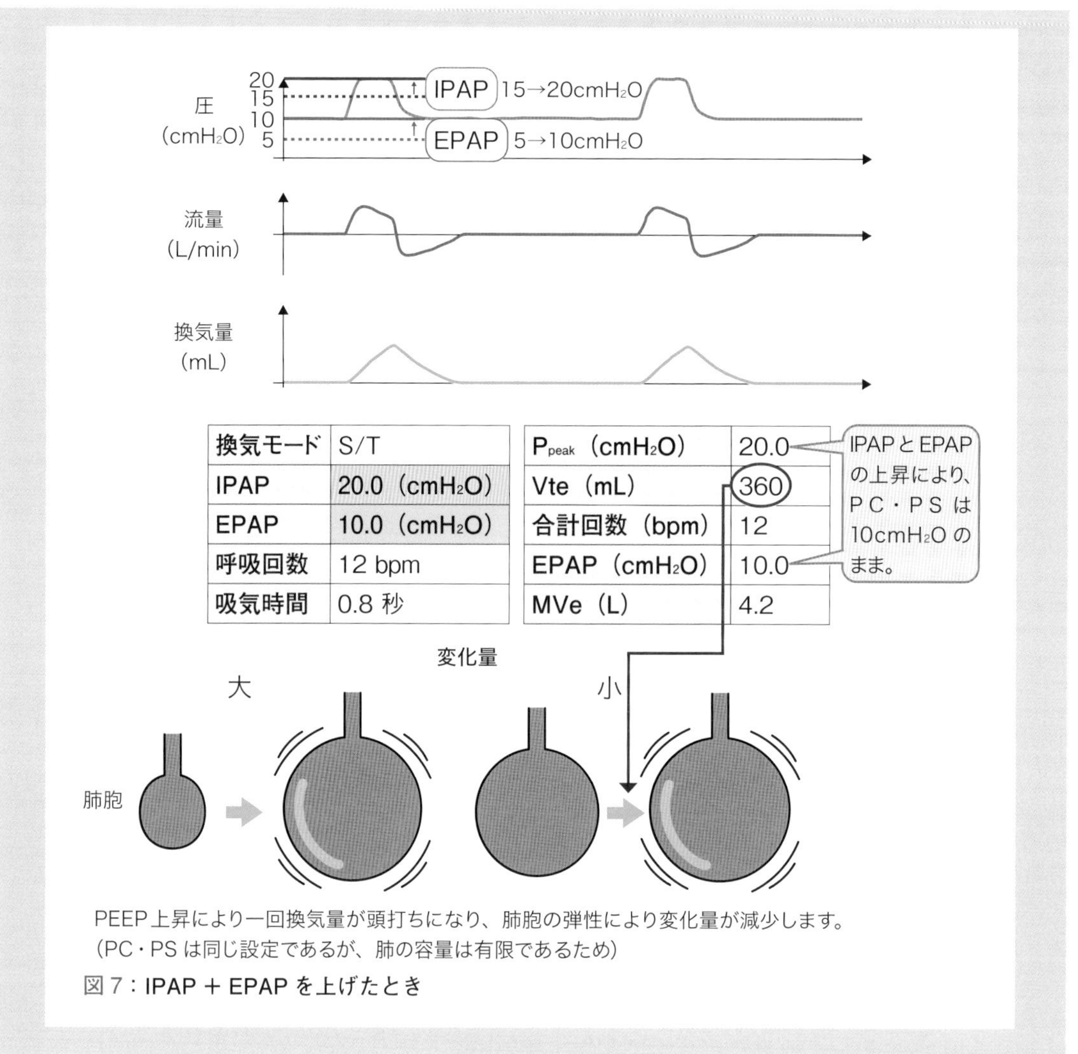

換気モード	S/T
IPAP	20.0（cmH₂O）
EPAP	10.0（cmH₂O）
呼吸回数	12 bpm
吸気時間	0.8 秒

P_{peak}（cmH₂O）	20.0
Vte（mL）	360
合計回数（bpm）	12
EPAP（cmH₂O）	10.0
MVe（L）	4.2

PEEP上昇により一回換気量が頭打ちになり、肺胞の弾性により変化量が減少します。
（PC・PSは同じ設定であるが、肺の容量は有限であるため）

図7：IPAP＋EPAPを上げたとき

文献

1） 田中竜馬．Dr. 竜馬の病態で考える人工呼吸管理：人工呼吸器設定の根拠を病態から理解し，ケーススタディで実践力をアップ！ 東京，羊土社，2014，380p.
2） Pinhu, L. et al. Ventilator-associated lung injury. Lancet. 361（9354），2003, 332-40.
3） Tuxen, DV. Detrimental effects of positive end-expiratory pressure during controlled mechanical ventilation of patients with severe airflow obstruction. Am Rev Respir Dis. 140（1），1989, 5-9.
4） Jagoda, A. et al. Refractory asthma, Part 2: Airway interventions and management. Ann Emerg Med. 29（2），1997, 275-81.

礒本泰輔／木村政義

15

NPPVにおけるS/Tモード

サクッとサマリー

- NPPVの各種モードを正しく理解し、IPPVと区別できるようになりましょう。
- 最も使用頻度が高いS/Tモードの利点を学びましょう。
- グラフィック波形を読み取る力を身につけることで、換気がどのように行われているかイメージできるようになります。
- NPPV用人工呼吸器をIPPVで使用できるよう、モードの相関について確認しましょう。

1 NPPVで使用可能なモード

機種により名称の違いはあるものの非侵襲的陽圧換気（non-invasive positive pressure ventilation；NPPV）で使用可能なモードとしてCPAP、Sモード、Tモード、S/Tモード、PCVモードなどがあります（図1）。患者の呼吸状態や疾患などによりモードの選択が異なるため、各種モードについてきちんと理解することで、患者の呼吸についてアセスメントすることができます。注意すべきポイントとして、侵襲的陽圧換気（IPPV）のモードと同じ名称や設定でも作動が異なる場合があるため混同しないよう、IPPVとNPPVの作動について区別し理解することが大切になります（表1、2）。

CPAP

CPAPとはcontinuous positive airway pressure（持続気道陽圧）の略で、**EPAP（呼気圧）**と吸入酸素濃度（F_IO_2）を設定するモードになります。吸気・呼気を問わず一定の気道陽圧（EPAP）を付加することで、**FRC（機能的残気量）**を増加させ酸素化の改善を図ります。ある程度肺胞を開存した状態で呼吸を行うことにより、呼吸仕事量を軽減させることもできます。

適応疾患は、二酸化炭素貯留を伴わないⅠ型呼吸不全や急性心原性肺水腫による低酸素血症などが挙げられます。急性心原性肺水腫ではEPAPにより胸腔内圧を上昇させることで、前負荷・後負荷減少による心臓への負荷軽減が期待できるため、**呼吸不全に対しては、NPPVによるCPAPが第一選択として推奨されています**[1]。

注意すべきポイントとして、IPPVのCPAPでは一般的にプレッシャーサポート（PS）が付加されるため吸気努力に対してサポート換気が行われますが、**NPPVのCPAPではサポート換**

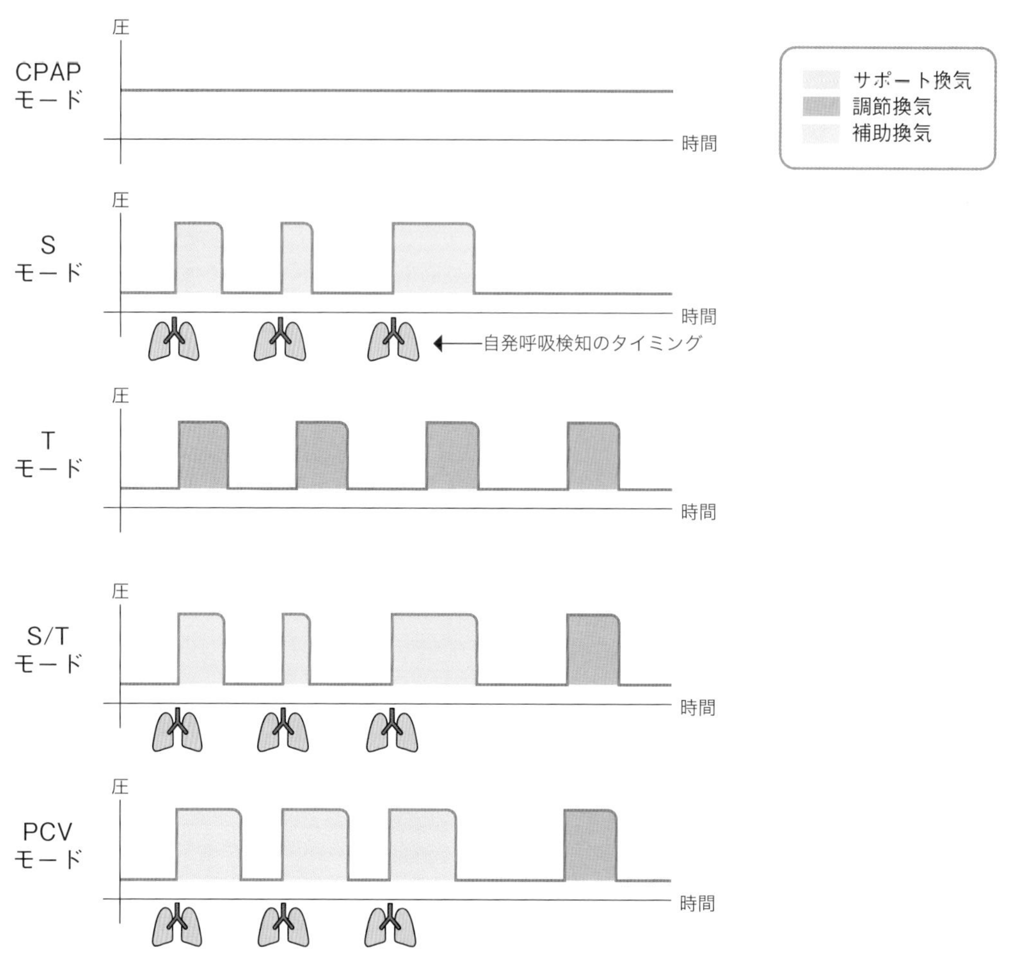

図1：各モードの呼吸パターン

表1：各 NPPV モードの動作の違い

CPAP	持続的な陽圧（EPAP）を加えるのみ
S	自発呼吸に対してサポート換気（PS）のみ
T	自発呼吸は無視して、設定された換気回数で調節換気
S/T	自発呼吸に対してサポート換気（PS）を行い、自発呼吸が検知できない場合は設定された換気回数で調節換気（バックアップ換気）
PCV	自発呼吸に対して補助換気を行い、自発呼吸が検知できない場合は設定された換気回数で調節換気

表2：用語解説（ワンポイントアドバイス）

サポート換気	自発呼吸に対して PSV による換気のサポートをすること
調節換気	自発呼吸は無視して、設定された換気回数で強制換気 * を加えること
補助換気	自発呼吸に対して強制換気 * を加えること

＊：自発呼吸の有無にかかわらず、設定された圧（量）を設定された吸気時間（流量）加えて換気を行うこと。

気などの換気補助を一切行わないため、二酸化炭素が貯留したⅡ型呼吸不全には使用できません。 CPAPという同じ名称のモードですが、IPPVとNPPVの人工呼吸器で作動が異なるため、IPPVを離脱・気管チューブ抜管後にNPPVへ載せ替える場合は換気設定に十分注意が必要になります。

Sモード

Sとはspontaneousの略で、吸気努力に対してサポート換気のみを行うモードになります。患者の吸気努力に対してIPAP-EPAPによるサポート換気を行い、吸気終了のタイミング（呼気の開始）は患者の吸気流量により規定されます。

強制換気を全く行わないため**自発呼吸が安定している患者のみの適応**となり、安定していない場合には後述するS/TモードやPCVモードに変更する必要があります。

Tモード

Tとはtimedの略で、設定項目はPCVモードと同様ですが吸気努力の有無にかかわらず、設定した換気回数、吸気時間にてIPAP-EPAPによる調節換気を行うモードになります。よって、調節換気の「換気回数」と「吸気時間」の設定が必要になります。

吸気努力に対し同調して強制換気を行うモードではないため、**機械側が一定のリズムで調節換気を行う換気動作**になります。非同期で調節換気を行うことから極めて同調性が悪いモードだと思われることがありますが、人工呼吸器の換気リズムに合わせて呼吸してもらうよう患者に促すことで患者の呼吸仕事量を軽減することができます[2)]。

適応疾患は慢性閉塞性換気障害や慢性拘束性換気障害の安定期や長期使用症例、呼吸筋疲労により吸気努力をトリガーさせることが困難な症例が挙げられます。これらの症例において、Tモードを使用した群のほうがS/Tモードを使用した群よりも長期導入時の継続率や生存率が高いと報告されています[3)]。

Tモードを使用する場合の重要なポイントは、**設定換気回数を自発呼吸よりも多くすることで自発呼吸を同調させやすくすること**です。しかし、意思疎通困難な小児や同調不良による呼吸困難感を訴える場合にはS/TやPCVなど吸気努力をトリガーできるモードへの変更を検討する必要があります。

S/Tモード

SモードとTモードを組み合わせたモードで、自発呼吸がある場合は吸気努力に対してIPAP-EPAPによるサポート換気（Sモード）を行い、吸気努力がない場合にはIPAP-EPAPによる調節換気を設定した吸気時間で行う（Tモード）**バックアップ換気を兼ね備えたモード**になります。よって、バックアップ換気のための「換気回数」と「吸気時間」の設定が必要となります。

適応疾患はCOPD急性増悪や二酸化炭素貯留を伴う心原性肺水腫、免疫不全や免疫抑制下などが挙げられます。免疫不全や免疫抑制患者に対して行うIPPVによる人工呼吸管理は、**人工呼吸器関連肺炎（ventilator-associated pneumonia；VAP）**の発生により予後悪化につながる恐れがあります。よって、NPPVによるS/Tモードが第一選択とされています[4]。

PCVモード

PCVとはpressure control ventilation（圧規定換気）の略で、EPAPの設定にIPAP（吸気圧）と吸気時間、換気回数を加えたモードになります。EPAPを保持しつつ、患者の吸気努力があればIPAP-EPAPによる補助換気を設定した吸気時間にて行い、吸気努力がない場合は60/設定換気回数（秒）ごとに設定したIPAP-EPAPによる調節換気を吸気時間行います。よって、調節換気のための「換気回数」や強制換気のための「吸気時間」を設定する必要があります。

すべて強制換気のモードになるため、自発呼吸が温存された症例で用いるNPPV使用時には**ファイティング**が起こりやすいため注意が必要です。頻回な呼吸器との不同調により患者の呼吸困難感を増強させNPPV継続困難となってしまうことがあるため、不同調を早期に発見し換気回数や吸気時間などの設定調整が必要になります。人工呼吸器をモニタリングする際には、患者の**吸気努力の有無を確認し呼吸状態をアセスメント**することが大切になります。

コンプライアンス低下により、S/Tモードなどのサポート換気において換気量を確保できないまま呼気に転じてしまう場合などが、よい適応となります。吸気努力の有無にかかわらず、一度換気動作が始まれば呼吸器に設定された換気を行うことができるため、サポート換気よりも確実に換気を行うことができます。

2 S/Tモードが使用される理由

NPPVは基本的に患者自身の自発呼吸で行うため、**いかに呼吸器を患者の呼吸に同調させ安定した呼吸管理を行うことができるかが重要になります**。そのためには、患者に合ったマスクの選定や適切なマスクフィッティングを行うことはもちろんのこと、NPPVを快適に装着できる環境づくりが大切です。

そこで、患者の吸気努力に対してサポート換気を行うことができるS/Tモードが使用されます。サポート換気のみを行う目的であればSモードでよいのですが、無呼吸時のバックアップ機能が付加されないため、呼吸状態の安定しない急性期の呼吸不全や神経筋疾患の慢性呼吸不全などでは使用しづらいことが挙げられます。そのため、**鎮痛・鎮静薬の使用による無呼吸や呼吸筋疲労による吸気努力の減弱に対しては、最低限の換気回数を保証してくれるS/Tモードのほうが使用しやすく**、医療従事者側も安心してNPPV治療を行うことができるため選択される傾向にあります。

また、呼吸回数設定を少なくすることでSモードのような換気を行うことができ、呼吸回数設定を自発呼吸よりも多くすることでTモードのような換気を行うことができるため、**モードの変更をしないまま患者の呼吸状態に合わせて呼吸器のサポートを調節できる汎用性の高さ**も使用される理由の一つだといえます（人工呼吸器によってはSモードとTモードをS/Tモードと

ビジュアル解説

NPPVにおけるS/Tモードと強制換気モード（PCVモード）でのグラフィックモニターの違い

S/Tモードは、吸気努力に対するサポート換気と吸気努力がない場合の調節換気が組み合わさった換気動作を行うため、吸気努力の有無により全く異なる波形を呈します。またサポート換気においても、換気ごとに吸気努力や吸気流量の程度が違うため波形が異なることがあります（図2）。

PCVは、すべて強制換気のモードになるため、吸気努力に対する補助換気と吸気努力がない場合の調節換気では同様の波形を呈します。一度換気が始まれば、人工呼吸器に設定された圧力や吸気時間で換気を行うため、換気終了までは呼吸器の換気動作にお任せの状態になります（図3）。

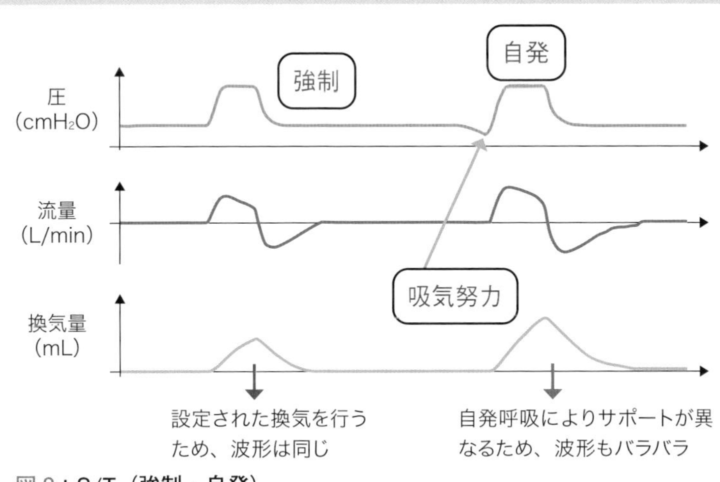

図2：S/T（強制・自発）

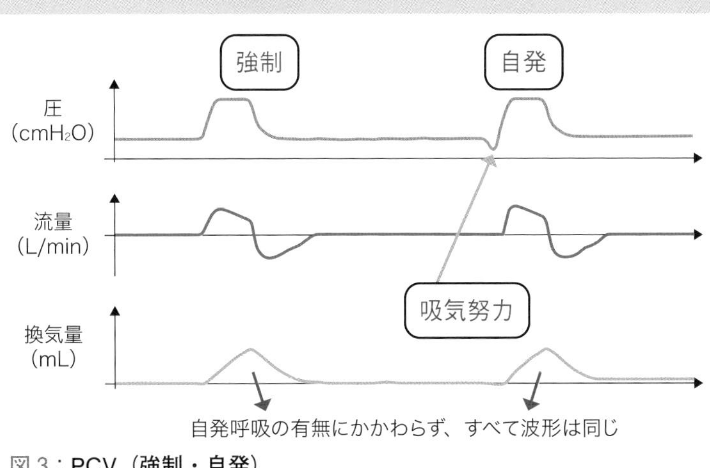

図3：PCV（強制・自発）

表 3：NPPV と IPPV のモードについて

NPPV	IPPV	人工呼吸器の動作
CPAP	該当なし	一定の陽圧を持続的に加える
T モード	CMV	吸気努力の有無にかかわらず、すべて調節換気（設定回数通り）
S/T モード	CPAP+PS	すべて PS（バックアップ換気あり）
PCV モード	A/C	吸気努力の有無にかかわらず、すべて強制換気（吸気努力があれば同期）

CMV：controlled mechanical ventilation（調節機械換気）

して一括りにしている機種もあります)。

3 NPPV 用人工呼吸器を IPPV で使用する場合

急性期用の NPPV 人工呼吸器は、自発呼吸がある患者の IPPV で使用することができます。また、慢性期や在宅人工呼吸療法で使用される人工呼吸器は NPPV と **TPPV（tracheostomized positive pressure ventilation：気管切開下陽圧換気）** 兼用の機種が多いです。そのため、S/T モードや PCV モードなどの NPPV のモードを IPPV で使用することがあります。一般的な IPPV のモードと NPPV のモードで名称は異なりますが動作は基本的に同じであるため、NPPV 用人工呼吸器を IPPV で使用する場合にはそちらを代用します（表 3）。

挿管チューブの抵抗が発生する NPPV では、抵抗を相殺するため、常に PS を設定する必要があります。よって IPPV で CPAP を行う場合は NPPV の CPAP モードではなく、NPPV の S/T モードを使用します。

文献

1) Liesching, T. et al. Acute applications of noninvasive positive pressure ventilation. Chest. 124 (2), 2003, 699-713.
2) 石橋一馬. 行ったり来たりでよくわかる 機器から入る人工呼吸器管理. 東京, 中外医学社, 2021, 260p.
3) Tsuboi, T. et al. Importance of ventilator mode in long-term noninvasive positive pressure ventilation. Respir Med. 103 (12), 2009, 1854-61.
4) Nava, S. et al. Non-invasive ventilation in acute respiratory failure. Lancet. 374 (9685), 2009, 250-9.

礒本泰輔／木村政義

第2章

症例で学ぶ換気モード

1

自発呼吸がある患者

CASE紹介

70 歳台、男性、身長 165cm、体重 50kg。

○疾患名：消化管（十二指腸）穿孔、穿孔性腹膜炎。

○現病歴：腹痛と全身倦怠感で救急搬送されました。来院時、JCS 0、血圧 83/52mmHg、心拍数 100 回 /min でショックバイタルを認め、検査の結果、上記診断にて緊急手術となりました。

手術後は、ICU 入室となり、気管挿管下で人工呼吸管理が行われました。術前より循環管理としてノルアドレナリン（0.2 γ / 時間）が投与されており、手術後も継続して投与されていました。

○ ICU 入室後の人工呼吸器設定：A/C、VCV。一回換気量 450mL、呼吸回数 15 回 / min、吸気流量 35L/min、酸素濃度 50%。鎮痛・鎮静管理により RASS －３でコントロールされており、人工呼吸器に同調している状態で経過していました。

○シーン 1：術後 5 時間経過

・人工呼吸器の設定は手術直後より変更なく経過していました。

・RASS は－３から－２で評価することも出てきており、覚醒傾向を認めています。

・呼吸回数が 18 回 /min 前後となり自発呼吸も出てきたことを確認していましたが、同時に気道内圧下限アラーム（低圧アラーム）の発生を認めました。図 1 は低圧アラーム発生時のグラフィックモニターの圧波形です。

○シーン 2：術後 1 日目

・A/C モードで吸気流量の設定を変更した後、低圧アラームの発生は認めずに経過していました。循環動態も安定し、ノルアドレナリンの投与からは離脱できました。

・人工呼吸器設定：A/C、VCV。一回換気量 450mL、呼吸回数 15 回 /min、吸気流 50L/min、酸素濃度 50%。

・呼吸回数は徐々に増加し、25 回 /min 前後まで増えてきましたが、誘因なく回路内圧上限アラームの発生も認めました。

・動脈血液ガス分析の結果：pH 7.49、PaO_2 170mmHg、$PaCO_2$ 36mmHg、HCO_3^- 25mEq/L。

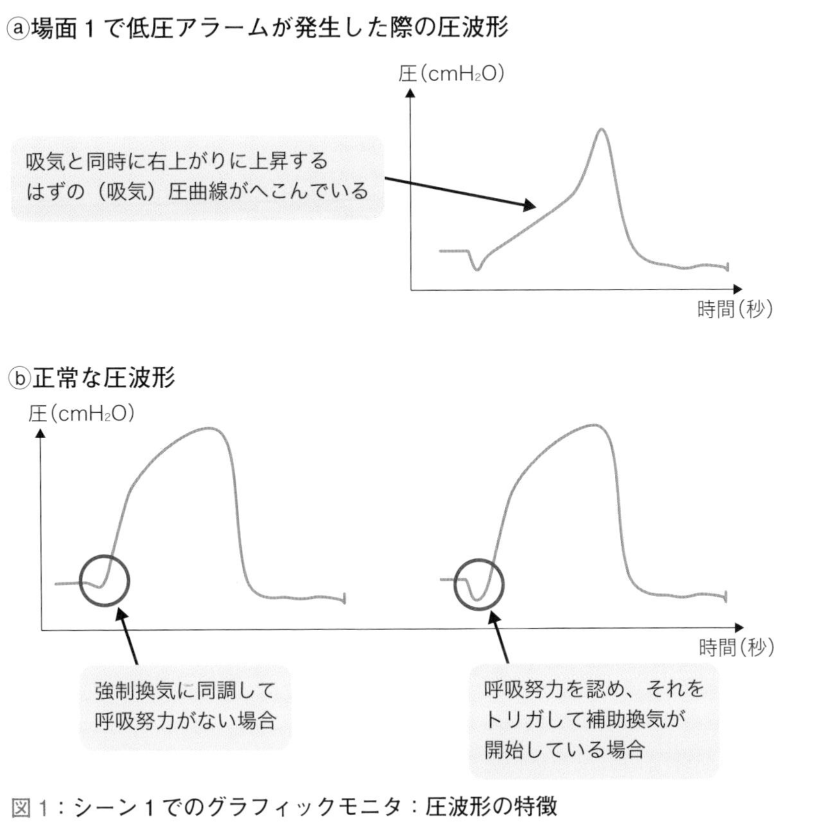

図１：シーン１でのグラフィックモニタ：圧波形の特徴

対応のポイント

1. 強制換気中に、患者 - 人工呼吸器非同調が発生したケースの対応です。
2. 患者 - 人工呼吸器非同調の現象を確認し、原因をアセスメントします。
3. 患者 - 人工呼吸器非同調の原因がわかったら原因の除去を行い、患者の自発呼吸の状態によっては、人工呼吸器の設定変更を行います。

1 対応の実際と注意点

対応が必要な理由

このケースは、**人工呼吸における強制換気中に、人工呼吸器によるガス供給と患者の呼吸努力の反応の間に起こるずれ、すなわち患者－人工呼吸器非同調（以下、非同調）が発生**しています。非同調は、見逃されがちな人工呼吸器による合併症であり、呼吸仕事量の増大はもちろん、ガス交換障害、肺過膨張、ガス交換障害を生じ、人工呼吸期間やICU滞在日数の延長など患者予後への影響も指摘されています。非同調に対し、早期発見と対応が求められます。

非同調の分類

一般的に非同調は、①**不適切なトリガー（trigger asynchrony）**、②**吸気流量の過不足（flow asynchrony）**、③**吸気から呼気へ転じるタイミングのずれ（cycling asynchrony）**の３つに分類されます。図２[1]は３つの分類を、発生するタイミングで示したものです。本ケースの「シーン１」は、吸気流量の不足から発生している非同調で、「シーン２」は、吸気から呼気へ転じるタイミングのずれから発生している非同調だと考えられます。

② 本ケースにおける「シーン１」のアセスメントと実際の対応

患者の呼吸努力に対して人工呼吸器からのサポートが不足、あるいは過剰となっている場合も非同調として認識する必要があります。本ケースにおける「シーン１」では、気道内圧の低下を示すアラームが発生していますが、ここでは人工呼吸器からのサポートが不足している非同調の可能性を考慮して対応する必要があります。このアラームが発生した場合、まずは**人工呼吸器回路の接続外れの有無、回路リークの有無、カフ圧を含めた気管チューブのトラブルの有無**を確認します。「シーン１」では、これらのトラブルは発生していませんでした。設定されているモードはA/Cで、設定されている呼吸回数は15回/minでしたが、実際の呼吸回数は18回/minになっています。自発呼吸が出現しているため、患者の吸気努力をトリガーして、補助換気が行われていることがわかります。図１ⓐのグラフィックモニターを確認すると、本来なら吸気に伴って、右肩上がりに上昇を認めるべき圧波形が、吸気の途中でへこんでいるのがわかります。この現象は、A/CでVCVのときにしばしば見受けられる現象です。患者の自発呼吸が出現している状態で、患者の吸気努力が、人工呼吸器のVCVにおける流量設定を上回るため、吸気時に本来上昇するはずの圧が上昇せずに、低下をしてしまい低圧アラームの発生に至っています。患者

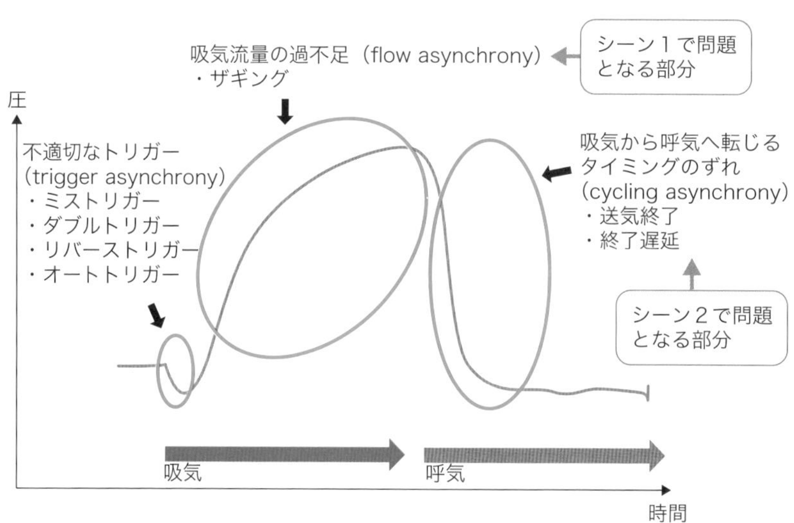

図２：**非同調（asynchrony）の３つの分類**（文献１より改変）

は吸いたいけれども、人工呼吸器からのガス供給が要求に満たないため吸えないという苦しい状況となっており、呼吸仕事量の増大につながります。

この場合の対応としては、大きく以下の3つの方法を検討します。

①換気様式はVCVのまま、吸気流量もしくは一回換気量の設定を変更する。

②換気様式をVCVから圧規定換気（PCV）に変更する。

③自発呼吸の状態を評価し、自発モードとして圧指示換気（PSV）へ変更する。

「シーン1」は手術直後で、ノルアドレナリンも投与されており循環動態も不安定であったため、A/Cモードでの管理を続行し、VCVの吸気流量の設定を35L/minから50L/minへと変更し、患者の吸気努力に見合ったガス供給が提供できる設定に調整しました。吸気流量の設定変更後は、圧波形は正常波形（図1ⓑ）となり、低圧アラームの発生もなくなりました。

③ 本ケースにおける「シーン2」のアセスメントと実際の対応

「シーン1」では、A/Cモードで吸気流量の設定を変更したあと、低圧アラームの発生は改善されました。「シーン2」では、A/Cで設定呼吸回数15回/minに対し、実際の呼吸回数は25回/minと呼吸回数が増加しており、回路内圧上限アラームも発生しています。この現象は、臨床現場で特に周知されている非同調で、ファイティングの状態と判断します。

ファイティングとは人工呼吸器の吸気と患者の呼気がぶつかり、回路内圧の上昇をきたす状態を意味します。吸気から呼気へ転じるタイミングのずれ（cycling asynchrony）で、非同調を示す代表的な徴候として知られています。ファイティングの状態が続くと、多くの人工呼吸器は、回路内圧上限のアラーム設定がリミッターとなっているため、回路内圧上限アラームの発生とともに、ガス供給を中断します。したがって、設定した換気量が確保できない状況になり、低換気の状態になる可能性があります。

A/Cなどの強制換気中に、頻呼吸傾向や呼気終末に回路内圧上限アラームが発生するような、いわゆるファイティングを認めた場合は、酸素化や換気の状態とともに循環動態を含めた全身管理の評価を行い、大きくは以下の2つの方法を検討します。

①自発呼吸の状態を評価し、自発モードとして持続気道内陽圧（CPAP）と圧指示換気（PSV）へ変更する。

②鎮静鎮痛管理を見直し、同期式間欠強制換気（SIMV）モードへ変更する。

「シーン2」では、呼吸回数が25回/minに増えており、動脈血液ガス分析の結果から、酸素化に問題はなく、過換気の状態になっていることが判断できます。したがって、CPAPとPSVを基本とした自発呼吸中心のモードへ変更しました。酸素濃度は50%から40%へ減量し、CPAPとしてPEEP圧の設定は5cmH₂Oのままとしました。PSVは、一回換気量が450mL前後を保てる8cmH₂Oに設定し、継続した観察を行いました。変更後は、呼吸回数は20回/min前後へと安定してきました。

④ 非同調を認めた場合の注意点

強制換気中に限らず、頻呼吸などの非同調を発見した場合は、人工呼吸器設定の妥当性だけではなく、**発熱の確認**や、**気管チューブの苦痛をはじめとした疼痛**や、**同一体位による苦痛**が発生していないかなど、患者の状態を評価することが重要です。苦痛を緩和することで、非同調の状態が改善される可能性もあります。

コラム

非同調に対応した人工呼吸器の機能

最近の人工呼吸器では、自発呼吸を温存した人工呼吸管理を行う上で、closed loop system を利用した同調性を高めたモードが登場しています。Closed loop system とは、患者自身の呼吸に基づいて人工呼吸器の作動が変化するフィードバックシステムを用いた人工呼吸器管理のことを意味します。広義の closed loop system には、患者の呼吸器系コンプライアンスや吸気努力が変化しても設定された気道内圧を保つように流量を変化させることができる従圧式換気の PSV や PCV も含まれます。closed loop の PCV として、設定した一回換気量を得るために必要な圧を計算しながら、分時換気量を一定に保ちながら人工呼吸器が患者の吸気努力に応じて吸気流量を変える機能を搭載した機種も増えています。メーカーによって Auto Flow や PRVC（pressure regulated volume control）、VC ＋（volume control ＋）などの機能名で搭載されています。

自発呼吸の同調性を高めるための closed-loop system 機能

一部のメーカーにはなりますが、最近では自発呼吸をサポートするために同調性を高めたモードや、自動的に人工呼吸の離脱を支援するモードも登場しています。PAV ＋ ™（proportional assist ventilation Plus™）や NAVA（neurally adjusted ventilatory assist）は、同調性改善を目的にした closed-loop system の機能です。患者の吸気努力を人工呼吸器にフィードバックすることで、患者が強い吸気努力をすればサポート圧を高め、弱い吸気努力であれば低いサポート圧を供給する同調性を高めた closed loop system によるモードです。

引用・参考文献

1） 米倉修司. 呼吸管理のトレンド. 重症集中ケア. 19 (1), 2020, 22-6.
2） 板垣大雅ほか. Patient-ventilator asynchrony（患者 - 人工呼吸器非同調）. 日集中医誌. 24 (6), 2017, 605-12.
3） 藤本潤一. 患者人工呼吸器不同調（Patient-ventilator asynchrony）. 救急・集中治療. 33 (4), 2021, 1223-31.
4） ディーン R. ヘスほか著. ヘスとカクマレックの THE 人工呼吸ブック. 田中竜馬ほか訳. 第 2 版. 東京, メディカル・サイエンス・インターナショナル, 2015, 416p.

米倉修司

2

術後の患者

CASE紹介

74歳女性、身長163cm、体重60kg。

急性硬膜下血腫のため、緊急で開頭血腫除去術が施行されました。術前に意識障害（JCS Ⅲ-200）があったため救急外来で気管挿管されており、術後は挿管したまま集中治療室に入室しました。手術時間2時間、術中水分出納バランスは＋800mLでした。肺基礎疾患はありません。

人工呼吸器を下記のように初期設定したところ、図のようなグラフィック波形を示し、30分後の動脈血液ガス分析では以下のような値でした。どのような対応が必要でしょうか？

○人工呼吸器設定

A/C-PCV、F_IO_2 30、PEEP 6cmH_2O、PIP 12cmH_2O、TI 1.0秒、換気回数10回/min、フロートリガー 3.0L/min

○動脈血液ガス分析

pH 7.30、PaO_2 80mmHg、$PaCO_2$ 50mmHg、HCO_3^- 21mmol/L、BE −2.0

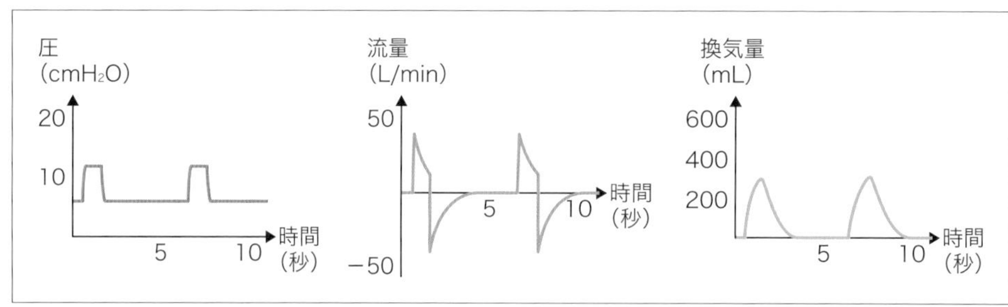

図：本症例のグラフィック波形

対応のポイント

1. 頭蓋内出血による意識障害のため術前から気管挿管管理を継続している患者であり、手術直後も意識障害が持続している可能性が高いと考えられます。
2. グラフィック上、換気回数 10 回 /min の設定においても自発トリガーがみられず、強制換気に依存している状態です。換気量波形からは一回換気量 300mL 程度と少ないことがわかり、低換気による高二酸化炭素血症をきたしている状態です。
3. 頭蓋内出血の術後であり、高二酸化炭素血症は頭蓋内圧の上昇をきたすため、吸気圧や換気回数を上げて分時換気量の増加を図る必要があります。

1 全身麻酔後の呼吸機能への影響と対策

挿管帰室となった患者は、基本的に全身麻酔が行われていることになります。術後の呼吸管理を考えるために、まずは全身麻酔および手術侵襲によって呼吸機能にどのような影響が生じているかを理解する必要があります。

術後の呼吸機能への主な影響として、以下のような項目が挙げられます。

- 麻酔薬による呼吸抑制
- 術中の同一体位による無気肺
- 術中輸液／輸血、人工心肺使用、血管透過性の低下などによる肺水腫
- 創部やドレーンなどの痛みによる呼吸抑制

各項目について、具体的な変化と対策を考えてみましょう。

麻酔薬による呼吸抑制

挿管帰室の際には、麻酔器が外された状態で手術室から集中治療室へ安全に移動しなくてはなりません。このとき移動に伴う刺激に対して咳嗽や体動などの反応を起こさないよう、**麻酔効果を十分に効かせた状態で移動することが一般的**です。術中から術後にかけてフェンタニルなどの麻薬、鎮静薬、場合によっては筋弛緩薬を投与し、これらの効果が維持された状態で帰室します。

麻薬や鎮静薬による呼吸中枢抑制、筋弛緩薬による呼吸筋の筋力低下がある状態のため、**挿管帰室した直後はしばらく強制換気モードで管理を開始**し、これらの作用の消失を確認しながら人工呼吸器設定を調整していきます。

術中の同一体位による無気肺

集中治療室などで挿管管理が行われている患者は、褥瘡予防や無気肺、人工呼吸器関連肺炎（VAP）の予防目的に定期的に体位変換が行われていますが、術中は基本的に長時間にわたって

同一体位で管理されることになります。無気肺が生じやすい部位は体位によって変わりますが、重力が働く方向（仰臥位であれば背側）への気道分泌物貯留および肺容量の減少により、気管挿管直後の患者よりも無気肺が生じている可能性が高くなります。

挿管帰室後は、**適切なPEEP設定、体位ドレナージなどの呼吸理学療法**によって、無気肺の予防および改善を図ることが重要です。

術中輸液／輸血、人工心肺使用、血管透過性の低下などによる肺水腫

全身麻酔中は一般的に、術前の水分欠乏や術中の不感蒸泄、間質（いわゆるサードスペース）への水分移行を考慮し、**水分出納バランスがプラスになるように輸液管理されています**。手術の侵襲度や時間にもよりますが、大量の輸液や輸血による容量負荷、組織傷害に伴う血管透過性の低下、人工心肺による肺傷害などによって、**術後肺水腫**をきたすリスクが存在します。

手術・麻酔管理情報からこれらのリスクが高い患者や、すでに肺水腫を起こしている患者では、**人工呼吸器のウィーニングを急がずに十分なPEEP設定や圧補助をかけておく**必要があります。

創部やドレーンなどの痛みによる呼吸抑制

術後の痛みが十分にコントロールできていないと、呼吸だけでなく交感神経の緊張による循環への影響や消化管機能低下、創傷治癒遅延などさまざまな弊害を生じます。挿管帰室した患者の呼吸に関しては、痛みによる頻呼吸から人工呼吸器との非同調を招いたり、深呼吸や咳嗽の抑制によって喀痰排出不良や無気肺が起こったりします。

挿管・鎮静下の患者は具体的な言葉で痛みを訴えることができないため、**頻呼吸**やそのほかの**バイタルサイン変化、患者の表情**（Face Scale〔Key Word参照〕）などから痛みを多角的に評価し、職種間で連携をとりながら**適切な疼痛コントロール**を図ることが重要です。

Key Word

Face Scale

痛みの表現を言語や数値ではなく、顔の表情によって評価するスケールのこと。小児や高齢者など、自分自身で痛みの程度を上手く伝えられない患者の痛みの評価方法として有用と考えられています。

② なぜ挿管されたまま帰室したのか？

挿管帰室の患者の人工呼吸管理を始めるにあたって、とても重要なポイントです。**「なぜ抜管しなかったのか」＝「なぜ挿管管理または人工呼吸管理を継続する必要があったのか」**ということであり、これは救急初期診療における気管挿管の判断や挿管後の管理にも通じる考え方です。**生理機能のA・B・C・Dに分けて考える**とイメージしやすくなると思います。当然、複数の理由が併存している場合もありますが、項目ごとのポイントを理解することで、複雑な病態の管理・ケアにおいてもポイントを押さえやすくなります。

次に、挿管帰室して人工呼吸管理を必要とする患者の主なポイントを示します。

A（airway：気道）の異常

頚椎の手術や耳鼻咽喉科における手術で挿管帰室する患者が該当します。この場合、人工呼吸管理ではなく**気道維持**を目的として気管挿管されているため、帰室時の呼吸・循環動態が安定していれば、人工呼吸器に関しては最低限の設定で管理可能なことが多いです。また、麻酔からの覚醒が進めば、自発換気モード（SPONT、CPAP）へ早期に移行が可能となりますが、気道周囲の腫脹などが十分に改善し抜管可能と判断できるまでは、適切な鎮痛・鎮静管理により安全に挿管管理を維持することが重要です。

B（breathing：呼吸）の異常

人工呼吸管理下でなければ酸素化または換気が維持できないような状態であり、前述のような**肺水腫の合併**や、**既存の肺病変・胸部外傷**などが原因となります。この場合は病態によって適切な人工呼吸器設定が全く異なるため、**全身麻酔中の人工呼吸器設定や術後の胸部 X 線画像・動脈血血液ガス分析などの所見**を確認して、適切な初期設定を行います（肺水腫があれば十分な PEEP を設定する、COPD などの閉塞性換気障害があれば呼気時間を延長するなど）。

C（circulation：循環）の異常

循環動態が不安定な患者（下部消化管穿孔や壊死性筋膜炎による敗血症性ショック、外傷や産科危機的出血による出血性ショックなど）が該当します。敗血症性ショックの場合は術後も循環動態安定化までしばらく時間を要することが多く、**十分な輸液の継続と昇圧薬の投与**が必要となります。また出血性ショックの場合、術中の輸液／輸血などにより安定化が図られていますが、播種性血管内凝固症候群（disseminated intravascular coagulation；DIC）の合併により手術だけでは出血コントロールができない場合もあり、術後も輸血を継続することが少なくありません。これらの患者においては、確実な安静管理のもと輸液／輸血や昇圧薬の細かい調整を行うため、**全身管理の一環として挿管管理を継続する**必要があります。呼吸状態に関しては、大量の輸液／輸血によって短時間で過剰にプラスバランスとなっていることも多く、**肺うっ血・肺水腫がみられる場合には十分な PEEP を設定しておく**必要があります。その後、大量輸液や高用量の昇圧薬を必要としていないこと、術後出血が落ち着いており持続する輸血需要がないことなどが確認できた段階で、抜管を目指して体重コントロールやウィーニングを進めていくことになります。

D（dysfunction of CNS：意識）の異常

頭蓋内疾患（くも膜下出血、脳出血、外傷性頭蓋内出血など）などによって術前から意識障害があった患者での緊急手術後が該当します。**意識障害のある患者では、二次的に舌根沈下による**

A（気道）の障害と、呼吸中枢の障害によるB（呼吸）の障害が起こります。帰室時の呼吸・循環動態が安定していれば、人工呼吸器に関しては高い圧設定を必要としないことが多いですが、意識障害に伴い自発呼吸が不安定であることが多く、その場合は**強制換気モードでしっかりと換気量を確保する**必要があります。頭蓋内疾患の術後の場合、低換気によって$PaCO_2$が上昇すると脳血管拡張・血流増加から頭蓋内圧上昇をきたし、逆に過換気によって過度に$PaCO_2$が低下すると脳血管収縮により脳虚血をきたす原因となります。そのため、**normocapnia（$PaCO_2$：30〜35mmHg程度）**にコントロールできるよう適切な分時換気量を維持することが必要です。

3 まとめ

・術後気管挿管されたまま帰室した患者の呼吸管理を行うには、病名および術式（定時／緊急）、行われた麻酔管理や術中の水分出納バランス、挿管されたまま帰室した理由、肺基礎疾患、帰室時の循環動態など、さまざまな情報を把握する必要があります。

・集中治療室での人工呼吸管理へスムーズに移行するためには、まず全身麻酔・手術侵襲を受けたことによって、患者の呼吸機能にどのような影響が生じているのか、どのようなことに注意すべきなのかを理解しましょう。

・挿管帰室となった理由によって術後の人工呼吸管理のポイントも大きく変わってくるため、その理由をしっかりと確認し、職種間で共有することが重要です。

井上樹里／近藤　豊

memo

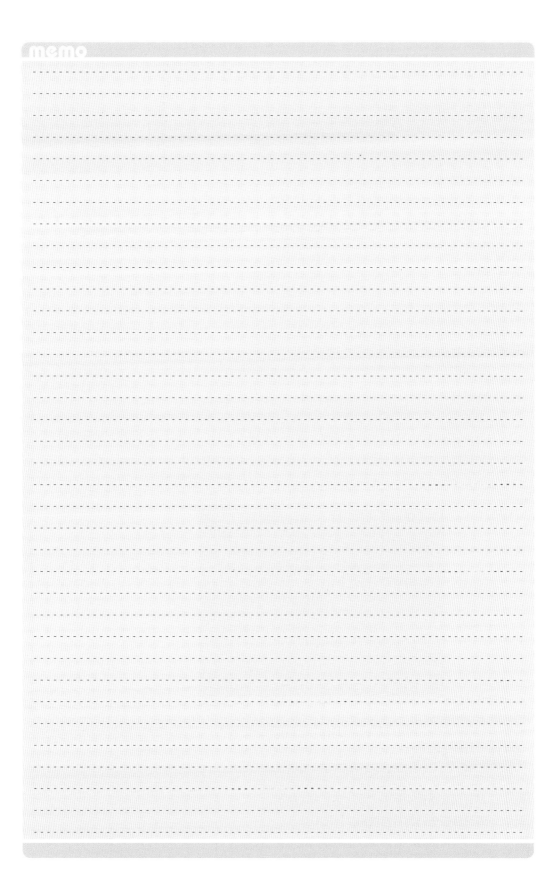

3 鎮静から覚めつつある患者

CASE紹介

65 歳、男性。発熱と呼吸困難があり、当院救急外来を受診しました。著しい低酸素血症（リザーバーマスク 15L/min で SpO_2 90%）と頻呼吸（呼吸回数 40 回 /min）を認め、膿性喀痰と胸部 X 線検査にて左全肺野の浸潤影を認めました。急性呼吸不全（細菌性肺炎の疑い）として広域抗菌薬の投与、気管挿管、人工呼吸管理が開始され集中治療室に入室しました。

○シーン

入院当日は、P/F 比 100 と呼吸状態が非常に悪かったため深鎮静での呼吸管理が行われました。人工呼吸器の設定は A/C で、非同調は認められませんでした。抗菌薬による治療と深鎮静での人工呼吸管理を継続し入院 2 日目には P/F 比 200 と改善を認めたため、鎮静薬の減量を開始しました。数時間後には体動がみられ始めましたが、指示に従うことはできず、人工呼吸器のグラフィックに変化がみられました（図 1）。

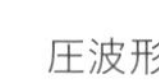

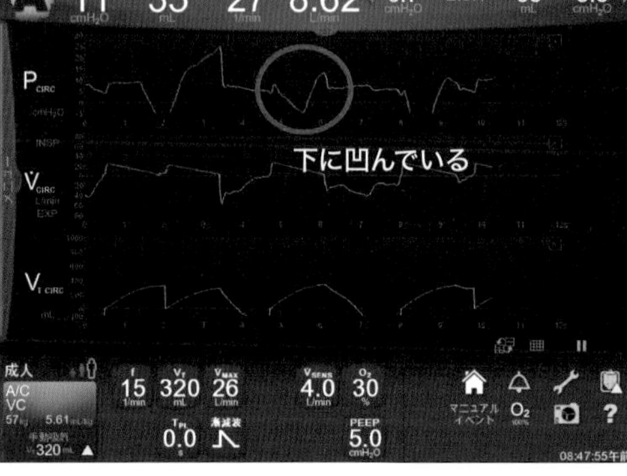

図 1：**非同調（サギング）**
サギングは、患者の望んでいる吸気速度に送気速度が追いついていないために陰圧が生じる非同調です。

対応のポイント

1. 鎮静薬を減量するタイミングを考えます。
2. 自発呼吸を認識し非同調に対応します。
3. 鎮静薬減量後の意識状態と循環動態を評価します。

本ケースにおける対応、注意点、教訓

鎮静薬を減量するタイミング

人工呼吸管理を受けている患者に、鎮痛薬を使って挿管チューブの不快感を取り除くことができれば、鎮静薬は必須ではありません。日本集中治療医学会の『ARDS 診療ガイドライン』でも、**無鎮静もしくは浅鎮静での管理が推奨されています**[1]。**鎮静薬を減量するタイミングは、呼吸状態が改善傾向にあると評価できた時点**です。本ケースを例に挙げるなら、細菌性肺炎に対して適切な抗菌薬投与を開始し、P/F 比の上昇や喀痰量の減少といった治療効果が得られていると判断できた時点です。

自発呼吸の認識と対応

基本的に鎮静が深いと患者の呼吸は人工呼吸器の設定と同調します。鎮静薬を減量すると徐々に患者自身の呼吸が現れてきます。そして、それは人工呼吸器のグラフィックを見れば気づくことができます。例えば患者の呼吸回数が人工呼吸器の設定している換気回数よりも多い場合です（図 2）。また VCV では、強度のサギングやダブルトリガーといった非同調を示すグラフィックが見られることがあります（図 3）。圧規定換気 PCV では一回換気量の増大や、送気の早期終了や終了遅延といった非同調を示すグラフィックが見られることもあります（図 4、5）。このような非同調が見られたらそれに適切に対応する必要があります。本ケースでは図 1 のグラフィックでサギングという非同調が見られます。サギングは本人が吸いたいと思う吸気量に対して、設

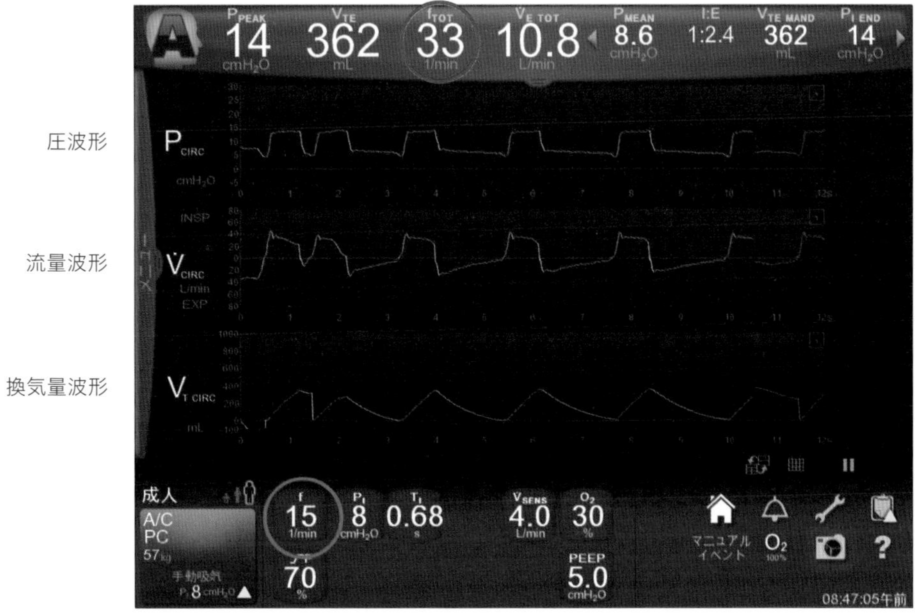

図 2：**患者の呼吸回数が人工呼吸器の換気回数を上回る場合**
設定した換気回数（青丸）と実際の換気回数（赤丸）。

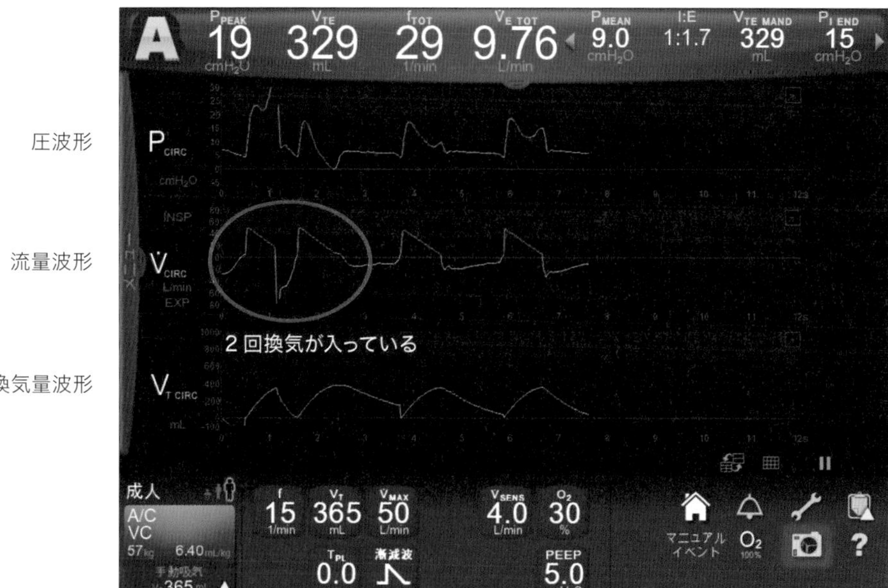

図 3：**非同調（ダブルトリガー）**
ダブルトリガーは、患者が吸い足りず呼気が終わる前にもう一度吸おうとするため、それがトリガーされて呼気が終わる前に 2 回目の吸気が始まってしまう非同調です。二段呼吸ともいいます。

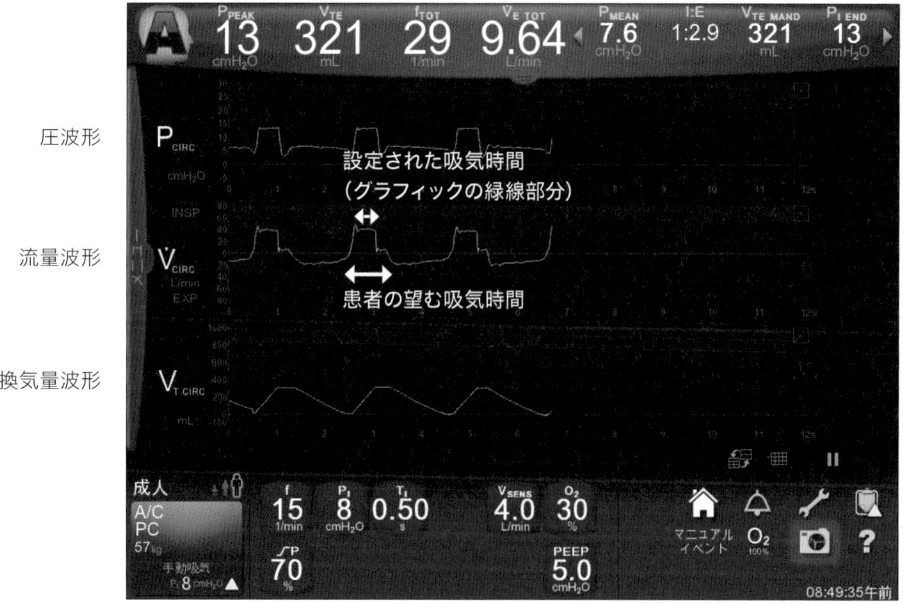

図 4：**非同調（early termination）**
患者の望んでいる吸気時間に対して送気時間が短い場合にみられる非同調を、early termination もしくは早期終了といいます。

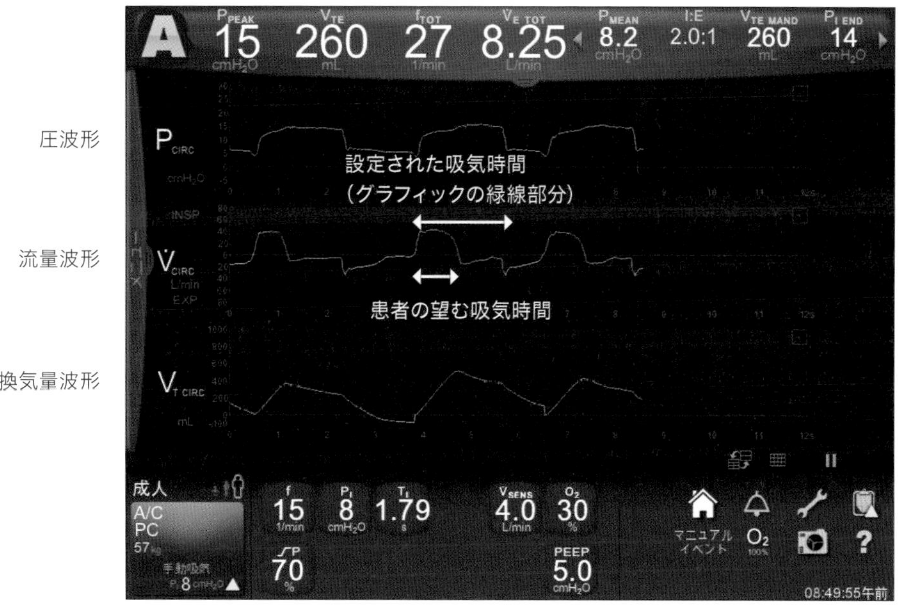

図５：**非同調（late termination）**
患者の望んでいる吸気時間に対して送気時間が長い場合にみられる非同調を、late termination もしくは終了遅延といいます。

定されている一回換気量が少ない場合にみられる非同調のグラフィックです。よって対応としては、一回換気量の設定を上げる、もしくは PCV や PSV にモードを変更することになります。

PCV は各換気時の圧を規定するのでサギングは消失しますが、換気量は設定できません。よって本ケースでは結局、一回換気量は増えることになる可能性が高いです。一回換気量の増加は人工呼吸器関連肺損傷（VILI/VALI）を引き起こす可能性があります。VILI/VALI とは人工呼吸器の設定によって肺に無理を強いることにより炎症を惹起してしまうことです[2)]。**VILI/VALI を起こさないための人工呼吸器設定が「肺保護換気」と呼ばれるもので、一回換気量の制限（4～8mL/kg）とプラトー圧の制限（30cmH₂O 以下）を行います**。急性呼吸促迫症候群（ARDS）の患者ではガイドラインでも肺保護換気が推奨されています[1)]。非 ARDS の呼吸不全患者に対する肺保護換気のエビデンスはなく、ガイドラインでの推奨はありませんが、可能な範囲で達成できるようにします。同調性を保ちながら一回換気量を減らすことは非常に難しいので、本ケースでは一回換気量を減らすためには再鎮静が必要になると思われます。**実際に再鎮静を行うかどうかは、肺保護換気を逸脱することによる VILI/VALI のリスクと、鎮静薬によるデメリットを天秤にかけ、臨床的に判断する必要があります**。表に人工呼吸管理中の鎮静薬使用のデメリットを示します[3～5)]。また VILI/VALI 以外にも、鎮静薬の減量により覚醒度が上がり酸素消費量が増加したことに伴う P/F 比低下や、呼吸苦、頻呼吸、不穏などがみられる場合にも再鎮静を検討する必要があります。こういったことがなく浅鎮静でも呼吸状態が安定していれば、人工呼吸器離脱という目標に向けて全身状態の評価と人工呼吸器設定の調整を行っていきます。

表：**人工呼吸管理中の鎮静薬使用のデメリット**（文献3～5より作成）

血圧低下
意識障害の評価ができない
脳卒中などの意識障害を起こす疾患に気づきにくい
人工呼吸期間延長 筋の廃用や萎縮 人工呼吸器関連肺炎の発生率増加

Topics

鎮静薬を減量している患者のケアのポイント

鎮静薬を減量している患者にはいくつか注意すべきケアのポイントがあります。

1. 鎮静の深度の評価

適宜鎮静の深度を評価し記録に残します。評価方法にはRASS（Richmond Agitation-Sedation Scale）がよく使われています。

2. 疼痛の程度の評価

鎮静が浅くなってくると挿管チューブの不快感や原疾患に伴う痛み、術後であれば創部痛などを感じ始めるかもしれません。疼痛の評価方法にはCPOT（Critical-Care Pain Observation Tool）、BPS（Behavioral Pain Scale）、NRS（Numerical Rating Scale）、VAS（Visual Analogue Scale）などがあります。

3. 現状が理解できるような声かけ

患者は目が覚めたときに、自分の状況が理解できていないことが多いです。また一度説明してもすぐに忘れてしまうこともあります。病院にいること、現在までの経緯、多くの挿入物が体に入っていること、安静の必要性などを繰り返し伝えましょう。挿管チューブの存在を理解してもらうために**手鏡で自身の顔を見てもらうのもいいかもしれません**。また普段から補聴器や眼鏡を使用している患者には、それらも用いて十分なコミュニケーションを図ることができるようにします。

4. 患者の訴えに耳を傾ける

患者は覚醒してくると、何か訴えたいことを話そうとするかもしれません。人工呼吸管理中は発声ができないことを伝えた上で、患者の訴えに耳を傾けましょう。**筆談や文字盤を使ったコミュニケーション**などが可能かもしれません。

5. 事故抜管を未然に防ぐ

浅鎮静では挿管チューブをはじめとするさまざまな挿入物が留置されており、それらが体動などで抜けてしまうことがあります。また不快感などから患者が抜いてしまうこともあります。そのため鎮静薬の減量を開始する段階で、**必要に応じて身体抑制の実施を検討しましょう**。もちろん医療者がベッドサイドで観察できる時間帯や、本人の覚醒度と理解度が十分で危険行動はないと評価できる場合には身体抑制は不要です。

鎮静薬減量後の意識と循環の評価

鎮静薬の減量に伴う全身状態の変化にも着目しましょう。一つ目は**「意識」**です。GCS（Glasgow Coma Scale）などで評価します。また深鎮静中に脳卒中などの意識障害を起こす疾患を併発していないか、注意して観察します。二つ目は**「循環」**です。覚醒度の上昇やさまざまなストレス因子から、血圧の変動や不整脈を起こすことがあります。また血液ガス検査で乳酸値の推移や、スワンガンツカテーテルが留置されている場合には混合静脈血酸素飽和度（$S\bar{v}O_2$）の推移も参考に浅鎮静での循環動態を評価します。

文献

1） 3学会合同 ARDS診療ガイドライン2021作成委員会編．ARDS診療ガイドライン2021．https://www.jsicm.org/publication/pdf/220728JSICM_ihardsg.pdf［2022. 3. 1］
2） Pinhu, L. et al. Ventilator-associated lung injury. Lancet. 361（9354）, 2003, 332-40.
3） Devlin, JW. et al. Clinical Practice Guidelines for the Prevention and Management of Pain, Agitation/Sedation, Delirium, Immobility, and Sleep Disruption in Adult Patients in the ICU. Crit Care Med. 46（9）, 2018, e825-73.
4） Stevens, RD. et al. Neuromuscular dysfunction acquired in critical illness: a systematic review. Intensive Care Med. 33（11）, 2007, 1876-91.
5） 日本集中治療医学会 ICU機能評価委員会．人工呼吸関連肺炎予防バンドル2010改訂版（略：VAPバンドル）．2010．http://www.jsicm.org/pdf/2010VAP.pdf［2022. 3. 1］

建部将夫／瀬尾龍太郎

4

ウィーニング中の患者

CASE紹介

75歳男性、身長170cm、理想体重66kg

○現病歴

肺炎による呼吸不全と循環不全のためにICU入室となりました。抗菌薬投与、気管挿管・人工呼吸管理、輸液・昇圧薬による治療も開始しました。治療開始から5日目の朝、循環不全は改善し昇圧薬による治療は不要になりました。人工呼吸管理は継続しており、鎮静薬としてプロポフォール50mg/時、鎮痛薬としてフェンタニル25μg/時を使用しています。酸素化の維持に必要なF_IO_2は徐々に低下してきていました。

○バイタルサイン

血圧120/50mmHg、心拍数95回/min、呼吸数20回/min、SpO_2 95%、F_IO_2 0.3、体温37.0℃、GCS E3VTM6（RASS -1）

○呼吸器設定

A/C-VCV、一回換気量500mL、吸気時間1.0秒、設定呼吸数12回/min、F_IO_2 0.3、PEEP 8cmH_2O

○動脈血液ガス分析

pH 7.428、$PaCO_2$ 36.4mmHg、PaO_2 72.0mmHg、HCO_3^- 23.6mmol/L、Lac 0.8mmol/L

対応のポイント

1. 「なぜ人工呼吸器が必要になったか？」「いつから離脱を検討するか？」を整理しておきましょう。
2. 人工呼吸器離脱プロトコルを参考に、安全開始基準を満たしていたら自発覚醒トライアル（SAT）と自発呼吸トライアル（SBT）を行いましょう。
3. SBTを開始するときは、スイッチを切り替えるようにバチっと換気モードをPSVへ変更しましょう。
4. 「SBT成功＝抜管」ではありません。再挿管リスクを評価した上で、抜管を検討しましょう。

5. SBT に失敗した場合は、人工呼吸器を SBT 前の設定に戻し、SBT 失敗の原因検索を行いながら翌日の再評価に備えましょう。
6. 自施設に合った人工呼吸器離脱プロトコルを作成し、医療チーム全体で早期離脱に取り組みましょう。

1 本ケースにおける対応、注意点、教訓など

はじめに

人工呼吸管理を開始したら、常に人工呼吸器からの離脱を念頭におきながら日々の診療にあたる必要があります。従来の離脱方法は、人工呼吸器のサポートを徐々に減らし、自発呼吸の割合を増やしていきながら最終的に離脱と抜管を目指すというものでした。そのため、離脱のための一連の過程はウィーニングと呼ばれることもあります。しかし現在では、離脱のための条件（安全開始基準）を満たしていれば、徐々に呼吸器のサポートを減らすのではなく、離脱のためのテストを行い離脱と抜管を目指すという方法が主流になっています。

本稿では上記の症例を通じて、人工呼吸器離脱の考え方を整理しながら、離脱に向けて呼吸器設定を変更していく過程を解説していきます。

「なぜ人工呼吸器が必要になったか?」「いつから離脱を検討するか?」

冒頭でも述べましたが、人工呼吸管理を開始したら、早期離脱を念頭に日々の診療にあたる必要があります。そのためには「なぜ人工呼吸器が必要になったか？」「いつから離脱を検討するか？」を整理しておくとよいです。ここでは人工呼吸器が必要となる病態についてまとめながら、上記の考え方の一例を紹介します。

人工呼吸器が必要となる病態として、**A**irway（気道）、**B**reathing（呼吸）、**C**irculation（循環）、**D**isability（意識）の問題が考えられます。これを基本とすると、「なぜ人工呼吸器が必要になったか？」は、**原疾患によって ABCD のどこに問題が生じたのか**というように考えることができます。そして「いつから離脱を検討するか？」は、人工呼吸器が必要でなくなるときであり、つまりは**原疾患による問題が改善してきたとき**ということになります。加えて実際の臨床では、治療経過中に新たな ABCD の問題が生じていないことや、挿管管理を要する検査や手術がないことも確認します。上記をまとめて **DRS-ABCD** という覚え方があり、人工呼吸器離脱を考えるときに参考になります（表 1）[1]。

本症例では、肺炎によって B（呼吸不全）と C（循環不全）の問題が生じており、その治療目的に人工呼吸管理が開始されました。そして５日目の朝には、B と C の問題も改善してきています。D（意識）に関しても、鎮静薬を使用中ですが不穏状態ではなく落ち着いています。そろそろ人工呼吸器からの離脱を検討するタイミングだといえます。

表 1：**人工呼吸器離脱の考え方：DRS-ABCD**（文献 1 より著者訳）

Disease Resolution	原疾患は改善傾向か
Scans or surgery	直近で予定された検査や手術はないか
Airway	喀痰量は多くないか、咳嗽力は十分あるか、気道浮腫はないか
Breathing	呼吸不全は改善しているか、呼吸努力は過剰でないか
Circulation	循環不全は改善しているか
Disability	意識状態は安定しているか、疼痛管理はできているか

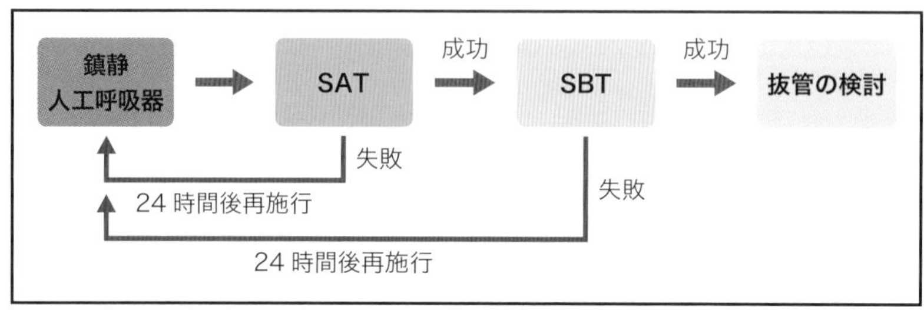

図 1：**人工呼吸器離脱プロトコル**（文献 2、3 を参考に作成）
開始安全基準を満たせば**毎日施行**。

実際に人工呼吸器から離脱できるかをどのようにテストするか？

次に人工呼吸器から離脱できるかどうかの評価方法をみていきます。離脱のための評価方法には一定の手順があり、人工呼吸療法を主導する 3 学会からの合同プロトコルも公表されています（図 1）[2, 3]。このプロトコルを参考に解説していきます。

まずは**意識の評価**から行います。鎮静薬を使用し深鎮静で管理されている場合は、鎮静薬を中止・減量することで自発的な覚醒が得られるか、その状態で安定した呼吸と循環が維持できるかを評価します。つまりここでは、**BCD の評価**を目的としています。これを**自発覚醒トライアル（SAT）**といいます。鎮痛薬は、特別な理由がなければ中止する必要はなく、継続または減量で問題ありません。SAT 前に安全開始基準（図 2）[2] を確認し、問題がなければ鎮静薬の中止・減量（SAT）を行います。観察時間は 30 分〜4 時間程度を目安とし、SAT 成功基準（図 2）[2] を参考に評価します。ただし近年では可能な限り浅鎮静で管理することが主流になってきているため、SAT を意識せずに実施しているケースも増えてきています。人工呼吸管理中は鎮静薬を使用して当たり前と考えるのではなく、SAT 開始安全基準を満たしていたら、1 日 1 回は鎮静薬を中断し、鎮静薬の必要性を評価する習慣を身につけておくとよいでしょう。本症例でも鎮静薬としてプロポフォールを使用していますが、すでに SAT 成功基準も満たしています。安全に鎮静薬を減量できそうであれば、不要な薬剤投与や副作用を減らすためにも、鎮静薬の中止・減量を行います。

SAT が成功したら、続いて**自発呼吸の評価**を行います。人工呼吸器によるサポートを減らした自発呼吸下で、安定した呼吸・循環・意識状態が維持できるかを評価します。つまりここでも**BCD の評価**を目的としています。これは**自発呼吸トライアル（SBT）**といいます。具体的には F_IO_2 0.5 以下の条件で、人工呼吸器の設定を PEEP ≦ 5cmH_2O かつプレッシャーサポート（PS）

SAT 開始安全基準
以下の事項に該当しない
□興奮状態が持続し、鎮静薬の投与量が増加している
□筋弛緩薬を使用している
□24 時間以内の新たな不整脈や心筋虚血の徴候
□痙攣、アルコール離脱症状のため鎮静薬を持続投与中
□頭蓋内圧の上昇
□医師の判断

SAT 成功基準
①②ともにクリアできた場合を「成功」

①RASS：−1 ～ 0

②鎮静薬を中止して 30 分以上過ぎても次の状態とならない
□興奮状態
□持続的な不安状態
□鎮痛薬を投与しても痛みをコントロールできない
□頻呼吸（呼吸数≧35 回 / 分、5 分間以上）
□SpO_2<90%が持続し対応が必要
□新たな不整脈

SBT 成功基準
□呼吸数<30 回 / 分
□開始前と比べて明らかな低下がない（たとえば SpO_2≧94%、PaO_2≧70mmHg）
□心拍数<140bpm、新たな不整脈や心筋虚血の徴候を認めない
□過度の血圧上昇を認めない

以下の呼吸促迫の徴候を認めない（SBT 前の状態と比較する）
□呼吸補助筋の過剰な使用がない
□シーソー呼吸（奇異性呼吸）
□冷汗
□重度の呼吸困難感、不安感、不穏状態

SBT 開始安全基準
①～⑤をすべてクリアした場合「SBT 実施可能」

①酸素化が十分である
□F_IO_2≦0.5 かつ PEEP≦8cmH_2O のもとで SpO_2>90%

②血行動態が安定している
□急性の心筋虚血、重篤な不整脈がない
□心拍数≦140bpm
□昇圧薬の使用について少量は許容する（DOA≦5 μg/kg/min DOB≦5 μg/kg/min、NAD≦0.05 μg/kg/min）

③十分な吸気努力がある
□1 回換気量>5ml/kg
□分時換気量<15L/ 分
□Rapid shallow breathing index（1 分間の呼吸回数 /1 回換気量 L）<105/min/L
□呼吸性アシドーシスがない（pH>7.25）

④異常呼吸パターンを認めない
□呼吸補助筋の過剰な使用がない
□シーソー呼吸（奇異性呼吸）がない

⑤全身状態が安定している
□発熱がない
□重篤な電解質異常がない
□重篤な貧血を認めない
□重篤な体液過剰を認めない

Richmond Agitation-Sedation Scale（RASS）

スコア	状態	臨床症状
+4	闘争的、好戦的	明らかに好戦的、暴力的、医療スタッフに対する差し迫った危険がある
+3	非常に興奮した過度の不穏状態	攻撃的、チューブ類またはカテーテル類を自己抜去する
+2	興奮した不穏状態	頻繁に非意図的な体動があり、人工呼吸器に抵抗性を示しファイティングが起こる
+1	落ち着きのない不安状態	不安で絶えずそわそわしている、しかし動きは攻撃的でも活発でもない
0	覚醒、静穏状態	意識清明で落ち着いている
−1	傾眠状態	完全に清明ではないが、呼びかけに 10 秒以上の開眼およびアイコンタクトで応答する
−2	軽い鎮静状態	呼びかけに開眼し 10 秒未満のアイコンタクトで応答する
−3	中等度鎮静状態	呼びかけに体動または開眼で応答するが、アイコンタクトなし
−4	深い鎮静状態	呼びかけに無反応、しかし身体刺激で体動または開眼する
−5	昏睡	呼びかけにも身体刺激にも無反応

図 2：**人工呼吸器離脱プロトコル基準一覧**（文献 2 より転載）

≦ 5cmH_2O にします。ちなみに、SBT には T ピースと呼ばれる吹き流しの回路に接続する方法もありますが、ATS/ACCP（American Thoracic Society/American College of Chest Physicians）のガイドラインでは人工呼吸器の回路を外すことなく実施できる PS の使用を推奨しています[4]。SBT 前の安全開始基準（図 2）[2] を確認し、問題がなければ SBT を開始します。観察時間は 30

分～2時間以内で、SBT成功基準（図2）[2] を参考に評価します。本症例でSBTを開始する場合は、換気モードをA/C-VCからプレッシャーサポート換気（PSV）に変更し、F_IO_2 0.3、PEEP 5cmH$_2$O、PS 5cmH$_2$Oと設定します。ポイントは、**スイッチの切り替えのようにバチっと換気モードをPSVに変更する**ことです。

コラム

換気モードはいきなりPSVに変えてもよいのか？

本症例では、換気モードをA/C-VCからいきなりPSVに変更すると説明しました。しかし施設によっては換気モードをA/C-VC→同期式間欠的強制換気（SIMV）→PSVと段階的に変更している場合もあるかもしれません。PSV変更前のSIMVは、人工呼吸器離脱を遅らせる可能性も指摘されており、最近ではあまり使用されなくなっています[5]。人工呼吸器からのウィーニング中におけるSIMVのルーチン使用には注意が必要です。

SBTに成功したら抜管か？

SBTに成功したら、すぐに抜管と考えてもよいでしょうか？ 答えはNoです。すでにお気づきかもしれませんが、ここまでの段階（SAT + SBT）はBCDの評価であり、まだA（気道）の評価が残っています。

Aの評価についてはまだ確立していない部分もありますが、考え方としては抜管後も気道の維持ができるか、再挿管リスクはあるかです。例えば意識障害によって舌根沈下しないか、気道分泌物により気道閉塞が起こらないか、喉頭浮腫・痙攣により上気道狭窄が生じないかなどです。SAT後の意識状態、喀痰量や咳嗽力を事前に評価し、上気道狭窄リスクがある患者に対してはカフリークテスト（cuff leak test；CLT）も行います（表2）[3]。CLT陽性であった場合は予防的ステロイド投与を検討しましょう。さらに、既往症にCOPDや慢性心不全がある場合や高二

表2：CLTの手順と評価方法（文献3を参考に作成）

①テストによる誤嚥のリスクを減らすために、口腔内、気管内、カフ上部ポートの吸引を行う
②人工呼吸器の換気モードをA/Cにする
③カフを入れた状態での一回換気量（Vt1）を測定する
④カフを抜く
⑤カフを抜いた状態での一回換気量を6回分測定する
⑥そのうちの低いほうから3回分の測定値の平均（Vt2）を計算する
⑦カフリークボリューム「Vt1－Vt2」を計算する

【評価方法】カフリークボリューム（Vt1－Vt2）
110mL以下もしくは変化率が10%以下 → CLT陽性（上気道浮腫の可能性あり）

酸化炭素血症の場合などでは、抜管直後からのNPPVの使用も推奨されています。人工呼吸器からの離脱・抜管で安心するのではなく、**抜管後の再挿管リスクを事前に評価**し、**リスクに応じた事前準備と対策**を行った上で抜管を検討しましょう（図3）[2]。

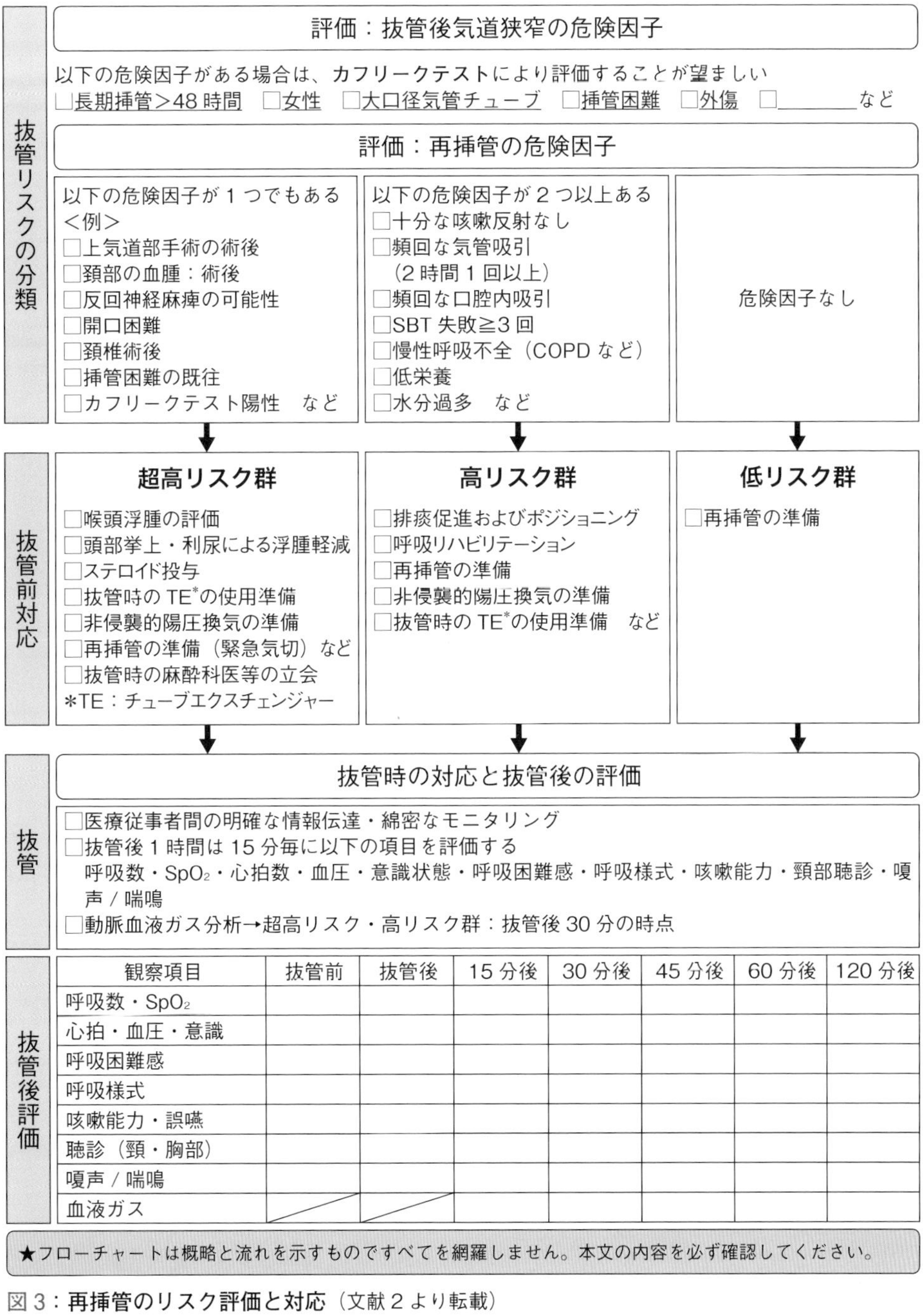

抜管リスクの分類

評価：抜管後気道狭窄の危険因子

以下の危険因子がある場合は、カフリークテストにより評価することが望ましい
□長期挿管＞48時間　□女性　□大口径気管チューブ　□挿管困難　□外傷　□＿＿＿＿など

評価：再挿管の危険因子

以下の危険因子が１つでもある	以下の危険因子が２つ以上ある	
＜例＞ □上気道部手術の術後 □頸部の血腫：術後 □反回神経麻痺の可能性 □開口困難 □頸椎術後 □挿管困難の既往 □カフリークテスト陽性　など	□十分な咳嗽反射なし □頻回な気管吸引 （２時間１回以上） □頻回な口腔内吸引 □SBT失敗≧３回 □慢性呼吸不全（COPDなど） □低栄養 □水分過多　など	危険因子なし

↓

抜管前対応

超高リスク群	高リスク群	低リスク群
□喉頭浮腫の評価 □頭部挙上・利尿による浮腫軽減 □ステロイド投与 □抜管時のTE*の使用準備 □非侵襲的陽圧換気の準備 □再挿管の準備（緊急気切）など □抜管時の麻酔科医等の立会 *TE：チューブエクスチェンジャー	□排痰促進およびポジショニング □呼吸リハビリテーション □再挿管の準備 □非侵襲的陽圧換気の準備 □抜管時のTE*の使用準備　など	□再挿管の準備

↓

抜管

抜管時の対応と抜管後の評価

□医療従事者間の明確な情報伝達・綿密なモニタリング
□抜管後１時間は15分毎に以下の項目を評価する
　呼吸数・SpO_2・心拍数・血圧・意識状態・呼吸困難感・呼吸様式・咳嗽能力・頸部聴診・嗄声／喘鳴
□動脈血液ガス分析→超高リスク・高リスク群：抜管後30分の時点

抜管後評価

観察項目	抜管前	抜管後	15分後	30分後	45分後	60分後	120分後
呼吸数・SpO_2							
心拍・血圧・意識							
呼吸困難感							
呼吸様式							
咳嗽能力・誤嚥							
聴診（頸・胸部）							
嗄声／喘鳴							
血液ガス	／	／					

★フローチャートは概略と流れを示すものですべてを網羅しません。本文の内容を必ず確認してください。

図3：**再挿管のリスク評価と対応**（文献２より転載）

表3：SBT失敗の原因：WEANS NOW

WEANS NOW	
Wakefulness	覚醒度
Electrolytes	電解質の異常
Acid-base status	酸塩基の異常
Nutrition	低栄養状態
Secretion	分泌物の管理
Neurologic state	神経筋機能
Oxygenation	酸素化
Work of breathing	呼吸仕事量

SBTに失敗したら、どうすればよいか？

ここまではSBTに成功してきた場合をみてきましたが、実際の臨床ではSBTに失敗してしまうこともあります。そうした場合はどのように対応したらよいでしょうか。

まずは患者の状態をSBT前と同じ状態に戻すことを考えます。人工呼吸器はSBT前の設定（本症例ではPSVからA/C-VC）に戻し、必要であれば鎮静薬の再開もします。SBT失敗の原因はさまざまですが、横隔膜筋疲労の回復には24時間程度を要するとされるため、SBTの実施は原則として1日1回としましょう（図1）[2、3]。そして単なるSBTの繰り返しにならないように、SBT失敗となった原因を検討し翌日の再評価に備えて治療を続けましょう。SBT失敗の原因をWEANS NOWと覚える方法もあるので参考にしてください（表3）。

2 おわりに

ここまで解説してきたとおり、人工呼吸器からの早期離脱のためには日々の評価がとても重要です。しかし、医師だけで詳細な情報を収集して評価を行うことは困難であり、結果的に離脱・抜管の判断が遅れてしまうこともあります。この問題の解決方法がプロトコルです。人工呼吸器離脱プロトコルの中で必要な情報や評価基準を作成しておくと、医師以外の職種でも情報収集や評価が可能になり、判断の遅れを防ぐことができます。ぜひ自施設に合わせたプロトコルを作成し、離脱のための評価が毎日自動的に行われるようなしくみ作りをしていきましょう。

文献

1) Critical Care Airway Management. CCAM Extubation Checklist : DRS ABCD. https://www.ccam.net.au/handbook/extubation-and-airway-exchange/ccam-extubation-checklist-2/ [2023. 3. 1]
2) 3 学会（日本集中治療医学会，日本呼吸療法学会，日本クリティカルケア看護学会）合同人工呼吸器離脱ワーキング．人工呼吸器離脱プロトコル．2015. http://www.jsicm.org/pdf/kokyuki_ridatsu1503a.pdf [2023. 3. 1]
3) 3 学会（日本集中治療医学会，日本呼吸療法学会，日本クリティカルケア看護学会）合同人工呼吸器離脱ワーキング．人工呼吸器離脱に関する3学会合同プロトコル．2015. https://www.jsicm.org/pdf/kokyuki_ridatsu1503b.pdf [2023. 3. 1]
4) Ouellette, DR. et al. Liberation From Mechanical Ventilation in Critically Ill Adults : An Official American College of Chest Physicians/American Thoracic Society Clinical Practice Guideline : Inspiratory Pressure Augmentation During Spontaneous Breathing Trials, Protocols Minimizing Sedation, and Noninvasive Ventilation Immediately After Extubation. Chest. 151 (1), 2017, 166-80.
5) Boles, J-M. et al. Weaning from mechanical ventilation. Eur Respir J. 29 (5), 2007, 1033-56.

大内謙二郎／瀬尾龍太郎

5

人工呼吸器の交換が必要な患者

CASE 1紹介

○人工呼吸器設定

PSV、PS：7cmH_2O、PEEP 5cmH_2O、F_IO_2 0.3

○シーン

ICUで人工呼吸管理を行っていましたが、突然ディスプレイが真っ暗になり、設定、グラフィック、患者の換気状況を見ることができなくなりました。しかし、換気は行われており、酸素化の低下、ベッドサイドモニターの$EtCO_2$の値にも変化がありませんでした。モニタリングがまったくできない状況でしたので、すぐに用手換気に切り替えて人工呼吸器の交換を行いました。

CASE 2紹介

○人工呼吸器設定

A/C、PC：15cmH_2O、PEEP：10cm H_2O、F_IO_2：0.8

○シーン

使用中の人工呼吸器からピッーという聞き慣れないアラーム音が鳴り、突然換気が止まり、アラームの消音ができませんでした。ただちに用手換気に切り替えて、人工呼吸器を交換しました。

対応のポイント

1. 人工呼吸器の異常を察知した際は、用手換気に切り替えます。
2. 人工呼吸管理中にはベッドサイドもしくは人工呼吸器に用手換気装置（バッグバルブマスクまたはジャクソンリース）を備えておきます。
3. 人工呼吸器の点検時には、必ず用手換気装置があることを確認します。
4. バッグバルブマスクとジャクソンリースの違いを理解し、患者の状態に応じ使用します。
5. 人工呼吸器を交換する際は、異常発生前の設定を確認した上で、患者に再装着します。

6. 人工呼吸器の異常は突然発生する可能性もあるので、医師のみならずメディカルスタッフも用手換気の習得をしておきましょう。

① DOPE

人工呼吸管理中の急変対応に**DOPE**という言葉があります。D は displacement でチューブの位置異常、O は obstruction で閉塞、P は pneumothorax で気胸、E は equipment failure で機械異常になります。患者が急変した際に、その原因がすぐにわかって対応できればよいのですが、原因不明の場合は患者側の問題か、機械側の問題であるかを見極めるために**用手換気に切り替え**て、患者の呼吸状態を把握することが大切です。人工呼吸器の異常、機械側の問題である可能性もあるため、用手換気をしている間に機器のチェックを行い、人工呼吸器に問題がなく患者側の問題であることが判明し、解決すれば再装着します。明らかに人工呼吸器のトラブルであれば機械交換になります。

提示した CASE 1、2 は、明らかに DOPE の E である人工呼吸器の異常でした。気管挿管時に使用したバッグバルブマスクがベッドサイドに常備されていたので、すぐに用手換気に切り替えることができました。CASE 1 では SpO_2 が 96～98％に維持されており問題ありませんでした。CASE 2 では、人工呼吸器の異常が発生する前から酸素化不良の患者で SpO_2 は上記設定で 92～95％でした。人工呼吸器の異常が発生し用手換気に切り替えた後、そして人工呼吸器を交換した後も、SpO_2 は 88～90％になり酸素化が悪化してしまいました。酸素化の悪化の原因として、バッグバルブマスクによる用手換気が考えられます。バッグバルブマスクとジャクソンリースの違いを後述しますが、CASE 2 のような症例では**PEEP をかけることが可能なジャクソンリース**で用手換気する必要があり、用手換気の途中からでもバッグバルブマスクからジャクソンリースに交換すべきであったと考えます。人工呼吸器が異常を呈したときは慌てるかもしれませんが、患者の状態を見極めた対応をすることが重要です。

② 人工呼吸器異常の原因

人工呼吸器が異常を起こす原因は、いくつか考えられます。まず CASE 1 では、本体とディスプレイのコミュニケーション（通信）エラーです。この場合は本体の異常ではないため、換気は設定通りに行われています。しかし、モニタリングできず患者の呼吸状態を把握できないため機械の交換は必要です。CASE2 では本体における何らかの異常です。このような場合はアラーム音が継続して鳴り止まず、人工呼吸器の機種によって表示に違いがありますが、図 1[1)]のような異常発生が表示されます。図 1 ⓑは安全弁が開放された状態を示しており、患者は補助のないルームエアーで呼吸できるようになっています。人工呼吸器の動作異常として主に考えられるのは、**吸気／呼気弁の制御エラーや、吸気／呼気をコントロールするバルブの異常発生**です。

電源とガス供給によるアラーム発生時にも、人工呼吸器の交換を検討する必要があります。電

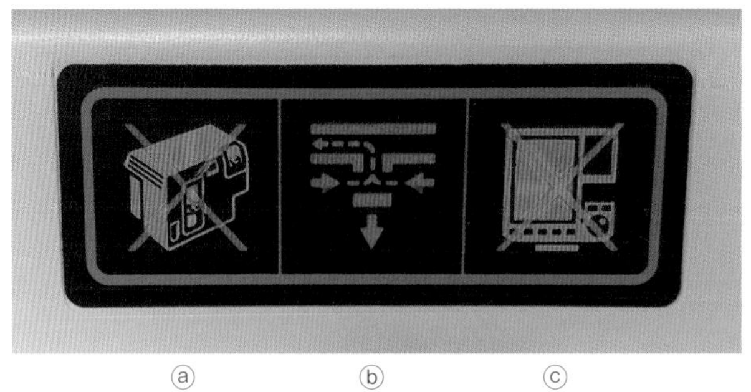
ⓐ　ⓑ　ⓒ

図１：**人工呼吸器異常インジケーター（例：Puritan Bennett™840）**
（文献１より改変）
ⓐ：人工呼吸器は換気をサポートできず、安全換気に入ることを示す。
ⓑ：安全弁インジケーターが点灯し、患者が補助のないルームエアーで呼吸できるシステムであることを示す。
ⓒ：機器本体とディスプレイの情報交換の異常を示す。

源の供給に異常がある場合もアラームが発生しますが、その原因として最も考えられるのは、電源プラグがコンセントに接続されていないか、抜けている場合です。人工呼吸器にはバッテリーが搭載されていますが、バッテリー駆動時間は機種により異なり、バッテリーの寿命にもよります。電源を接続しなおしても解決されない場合は、人工呼吸器を交換します。人工呼吸器の電源はバッテリーを介して電源供給されている機械が多く、バッテリーの劣化に注意する必要があります。また、電源異常には電源ユニットの故障も考えられます。

ガス供給アラームが発生する場合は、人工呼吸器に供給される酸素や圧縮空気の圧力が低下している場合が考えられます。用手換気に切り替えて次のことを確認します。配管との接続部が外れている、人工呼吸器のホース接続部が緩んでいる、配管へのガス供給圧が低下している、ガス供給部分の本体内部に異常がある、などです。酸素、圧縮空気の接続・緩みを確認し、改善がなければ人工呼吸器の交換をします。配管へのガス供給圧低下であれば、病院設備担当へ連絡します。また、酸素配管のみで圧縮空気への接続がなくコンプレッサーで稼働する人工呼吸器ではコンプレッサーの異常も考えられます。人工呼吸器本体では、ガス供給のミキシング部分、ガス経路ニューマチックの異常が考えられます。

酸素濃度異常のアラームは、吸気の酸素濃度が設定範囲を外れている場合に鳴ります。人工呼吸器の酸素濃度は酸素燃料電池により測定されています。異常の主な原因は酸素濃度センサーの劣化が多く、酸素濃度センサーの交換が必要になります。実際に交換する場合も、機械を交換してからのほうが安全です。機器のトラブルによる酸素濃度異常であれば人工呼吸器を交換します。

3 人工呼吸器交換時の注意事項

人工呼吸器の交換が必要になった場合は、**異常発生前の設定を確認した後に交換**するようにしましょう。点検後の人工呼吸器は、それぞれの施設での初期設定になっていると思われるので、カルテに記載された医師指示の設定を確認します。しばらく用手換気で行っていたため、患者の呼吸が以前の状態に落ち着くまで時間がかかるかもしれません。**機器交換で安心せずに患者の呼**

吸状態のアセスメントをしましょう。

同機種の人工呼吸器がなく、違う機種になった際は特に設定に気をつける必要があります。さらに吸気圧に関しては、**above PEEP** であるか **PEEP を含めた吸気圧**であるかに注意しましょう。

Topics

機種により違う吸気圧

すべての人工呼吸器でモードの表示・設定などが統一化されていれば問題ないのですが、機種により違いがあります。特に吸気圧ですが、① above PEEP（PEEP に上乗せした吸気圧）で設定する機種、② PEEP ＋ above PEEP を吸気圧として設定する機種があります。例えば PEEP が 5cmH$_2$O の場合、①の機種で吸気圧を 12cmH$_2$O に設定した場合、②の機種では吸気圧は 17cmH$_2$O になります（PEEP〔5cmH$_2$O〕+above PEEP〔12cmH$_2$O〕）。

４ 用手換気：バッグバルブマスクか？ ジャクソンリースか？

用手換気装置には、**バッグバルブマスク**と**ジャクソンリース**があります。図２がバッグバルブマスク、図３がジャクソンリースです。表に両者の主な特徴・利点・欠点を示します[2)]。

ジャクソンリースはバッグ後方の空気排出バルブを操作することで、バッグの膨らみを適度な

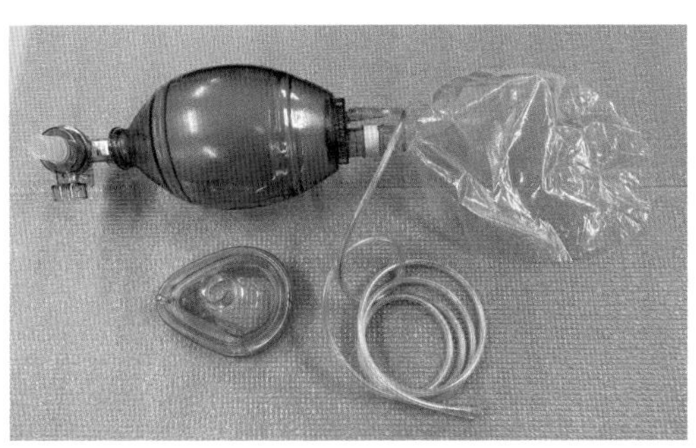

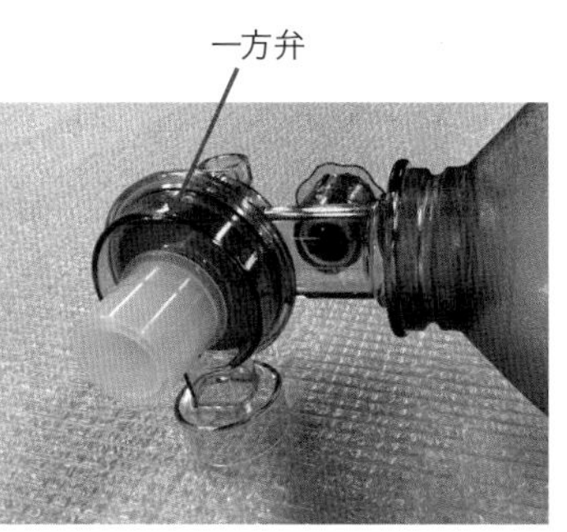

図２：バッグバルブマスク

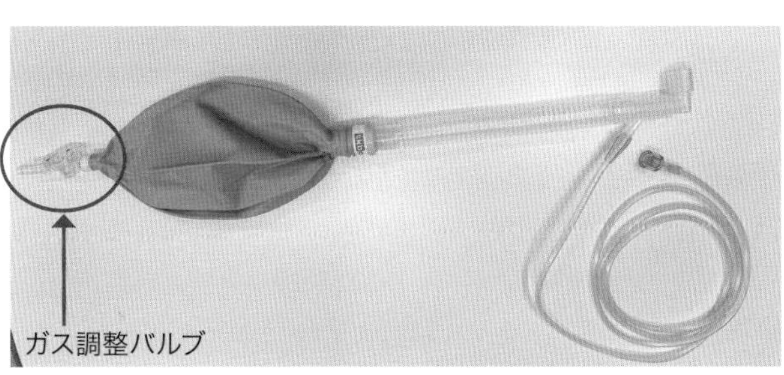

図３：ジャクソンリース

表：バッグバルブマスクとジャクソンリースの特徴・利点・欠点（文献２より改変）

	バッグバルブマスク	ジャクソンリース
特徴	・駆動：自己膨張型 ・操作：比較的簡単 ・再呼吸：なし	・駆動：非自己膨張型 ・操作：難しい ・再呼吸：あり
利点	・酸素供給源がなくても使用可能 ・操作が比較的簡単 ・二酸化炭素の再呼吸がない	・患者の自発呼吸がわかりやすく、呼吸に合わせやすい ・肺の状態がわかりやすい 　コンプライアンスの変化を触知しやすい 　喀痰の流動や気道抵抗を触知しやすい ・PEEP やプラトーをかけることができる
欠点	・高濃度の酸素を吸入するにはリザーバーが必要 ・気道抵抗や肺の状態を触知しにくい ・一方向弁があるため自発呼吸がある患者では呼吸が合わないと苦しく、同調させるのが難しい	・酸素供給源がないと使用できない ・技術により換気量や圧が異なる ・新生児など呼吸回数が多いとタイミングが遅れやすい

量に調整します。患者の呼吸状態を感知しやすい、PEEP やプラトーをかけることができるなど利点は多いのですが、熟練が必要です。PEEP バルブを装着できるバッグバルブマスクもあります。また、両者ともおおよその**回路内圧を測定できるマノメーター**が付いている種類もあります。用手換気器具に装着可能な単体のマノメーターもあります。

文献

1）林久美子．“アラーム設定と優先度”．なるほど人工呼吸管理．呼吸器ケア 2018 年冬季増刊．安宅一晃監修．大阪，メディカ出版，2018，166-73.
2）萩森康孝．バッグバルブマスク・ジャクソンリース．みんなの呼吸器 Respica．19（5），2021，35-9.

林　久美子

memo

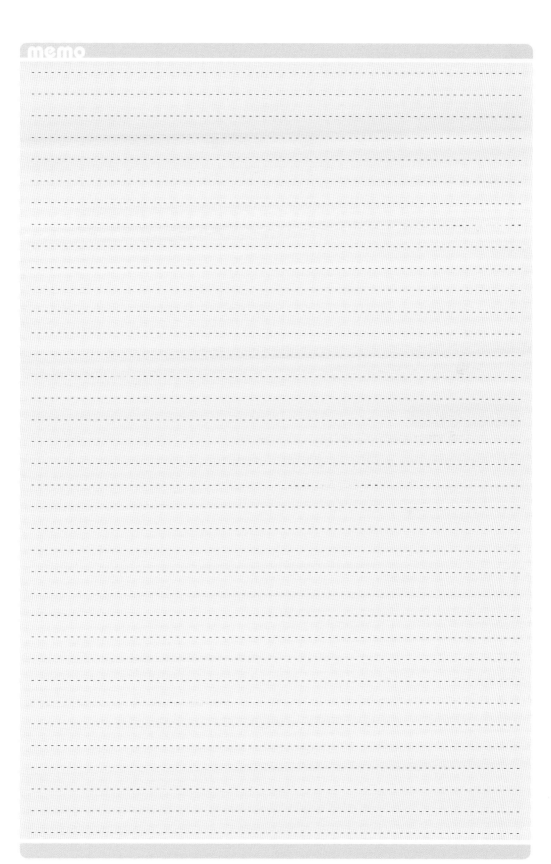

6

アラームが頻繁に鳴る患者（分時換気量下限アラーム）

CASE紹介

○シーン

肺結核後遺症患者が呼吸困難を訴え救急搬送、挿管管理となりました。人工呼吸器設定は、PCV-SIMVで、吸気圧：15cmH₂O、PS：5cmH₂O、吸気時間：1.0秒、換気回数：5回/min、PEEP：5cmH₂O、F_IO_2：0.5で換気を開始しましたが、分時換気量下限アラームが頻回に発生すると病棟から連絡を受けて様子を見に行きました。

対応のポイント

1. まずは患者のバイタルサインに影響がないか観察しましょう。
2. どういったアラームかをきちんと見ましょう。
3. アラームの内容から原因を推察しましょう。

1 アラームを確認してみよう

分時換気量下限アラームはどんなときになるのか

分時換気量下限アラームとは、**一分間当たりの換気量が分時換気量下限設定値を下回った場合に発生するアラーム**です。分時換気量とは、呼気一回換気量と換気回数をかけたものになります。分時換気量下限アラームが発生する要因は換気量の低下、換気回数の低下もしくはその両方が生じた場合に発生します。そのため、**同時に一回換気量下限アラームや換気回数下限アラームが発生することも珍しくありません**。分時換気量下限アラームが発生した場合には、ほかに換気量に関連するアラームが発生していないかも併せて観察しましょう。

鑑別すべきアラームの原因は？

1. 一回換気量不足

一回換気量が低下すると、換気回数が十分であっても分時換気量下限アラームが発生します。一回換気量の低下はさまざまな要因によって発生するため、それぞれをアセスメントする必要があります。患者要因であれば疾患や過鎮静により自発呼吸が減弱してしまうこと、設定要因であれば圧設定値が低いため換気量が不足することなど、回路要因であれば破損や接続不良などによりリークが発生してしまうことが挙げられます（表1）。

2. 換気回数不足

換気回数が減少すると、一回換気量が十分であっても分時換気量下限アラームが発生します。患者要因であれば疾患や過鎮静などによる自発呼吸の消失など、設定要因であればトリガー感度設定不良など、回路要因であればリークなどによるアンダーセンスが考えられます（表2）。

3. どちらも発生している・どちらも発生していない

分時換気量下限アラームは、一回換気量と換気回数両方の影響を受けるため一回換気量も換気回数も低下していることがあります。この場合、原因が重複していることも多いため、共通する

表1：一回換気量低下の原因

要因	主な原因	内容
患者要因	特にPCVやPSVといった圧で管理するモードを使用しているときに吸気努力が低下すると発生しやすくなります。	・肺コンプライアンスの低下、気道抵抗の上昇（喀痰や気道狭窄など） ・過鎮静、呼吸努力低下、呼吸停止、呼吸筋疲労、気胸など
設定要因	換気量設定とアラームのバランスが悪い場合に発生しやすく、特に低容量換気を行うと発生頻度が上昇します。また、VCVでは気道内圧上限アラームが発生すると換気を中断するため、設定換気量が送られないため発生することがあります。	・設定した吸気圧やプレッシャーサポート圧が低い、アラーム設定が不適切 ・気道内圧上限アラームが発生している
回路要因	特にVCVのように換気量が固定であるにもかかわらず、送気の一部がリークすることで換気量が減少した場合に発生しやすいです。	・人工呼吸器回路のリークや破損、屈曲、接続不良など ・カフ圧不足、気管チューブが抜けかけている、気管チューブのサイズが不適切

表2：換気回数減少の原因

要因	主な原因	主な内容
患者要因	自発呼吸が停止するとモードによっては換気が行われません。また自発呼吸があっても弱すぎると人工呼吸器が認識できないこともあります。	過鎮静・呼吸努力低下・呼吸停止など
設定要因	自発呼吸が停止している患者に、強制換気を行わないモードを選択すると換気が行われません。また、トリガー感度が低すぎて自発呼吸を認識できないこともあります。	モードが不適切・設定した換気回数が少ない・吸気トリガー設定感度が低い・アラーム設定が不適切
回路要因	リークが原因で自発呼吸を認識できないことがあります。ただし、逆にリークを自発呼吸と認識して換気回数が増加することもあります。	人工呼吸器回路のリークや破損・カフリーク

原因から観察していくとよいでしょう。

逆に分時換気量下限アラームは発生しているが、一回換気量と換気回数のどちらも下限を下回っていないこともあります。これはそれぞれが正常下限ぎりぎりの場合に起こります。片方ずつ見れば、正常範囲内であっても目標とする一分間の換気量が不足している場合は、どちらか一方もしくは両方の値が上昇するように設定を見直してもよいでしょう。

換気様式による違い

一回換気量の増減は換気様式に大きく左右されます。量規定換気と圧規定換気それぞれの特徴をしっかりと理解しておきましょう。

I. 量規定換気（VCV）

VCV は、強制換気を量で設定する換気様式です。強制換気を行うと自発呼吸の有無や強弱にかかわらず、設定された一回換気量を必ず送気します。そのため**正常状態では一回換気量下限アラームは発生しません**。では、どういった場合に一回換気量下限アラームが発生するのでしょうか。考えられるのは主に2パターンです。

気道内圧が上昇している

多くの人工呼吸器には気道内圧がアラーム設定を上回った場合に、送気を中止して圧による肺損傷を防ぐ機能があります。そのため気道内圧が上限にかかっている場合、設定した一回換気量を送気することができません。このようなケースであれば、必ず気道内圧上限アラームが同時に発生しています。

回路リークなどが発生している

VCV は設定した一回換気量を送気しているため、回路リークなどが発生した場合、呼気一回換気量が減少します。その場合、リークアラームが発生しているほか、吸気の換気量より呼気の換気量のほうが少ない、グラフィックモニターの換気量波形が0点に戻らないなどといった事象が発生しています（図1）。

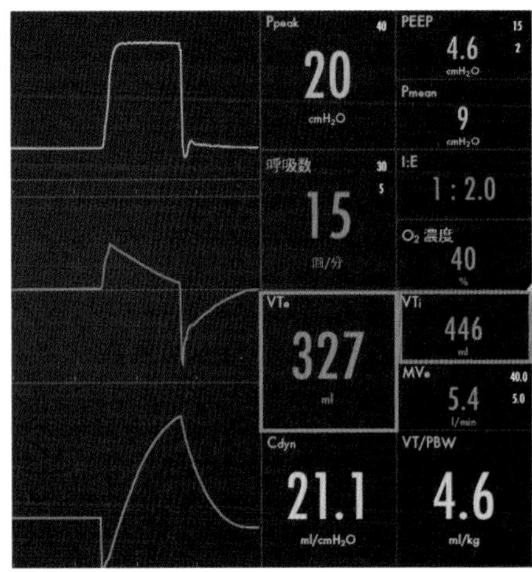

吸気の一回換気量（VTi）より
呼気の一回換気量（VTe）が少ない
446 − 327 ＝ 119mL リークしている！

図1：リーク発生時

2. 圧規定換気（PCV）

PCV は、強制換気を吸気圧で設定する換気様式です。強制換気を行うと自発呼吸の有無にかかわらず、設定された吸気圧まで気道内圧を上昇させるよう送気を行います。一回換気量は**肺コンプライアンスと吸気と呼気の圧較差（⊿P）**によって決定されます。そのため**一回換気量はさまざまな外的要因の影響により増減します**。

逆に気道内圧を一定に保つという動作は、**リークが発生しても送気を行うため一回換気量を維持しやすい**といったメリットもあります。

自発呼吸の有無や吸気努力の低下

PCV の場合、自発呼吸の有無や減弱に大きな影響を受けます。自発呼吸が強くしっかりとしていれば低い吸気圧設定でも一回換気量は維持できますが、吸気努力が低下したり停止したりしてしまうと一回換気量が大きく減少してしまいます。

肺コンプライアンスが低下している

肺コンプライアンスとは肺の柔軟性を示し、数値が高いほど柔らかく、数値が低いほど肺は固くなっていると表現されます。疾患や体位などによって肺コンプライアンスが低下すると同じ吸気圧設定であっても一回換気量は減少してしまいます。

気道抵抗が上昇している

気道抵抗の上昇そのものは一回換気量減少の直接の原因とはなりませんが、同じ換気量であっても送気に時間がかかるようになります。そのため過度な気道抵抗の上昇は吸気時間不足を招き、結果として一回換気量が減少することにもつながります（図 2）。

② 設定変更してみよう

人工呼吸器を見ると分時換気量下限アラームだけではなく、一回換気量下限アラームも発生していました。患者を見ると吸気努力が不足しているのか浅く早い呼吸を行っており、強制換気のときは一回換気量 400mL 程度でしたが、PS が入ると一回換気量が 200mL 程度まで減少しているようでした。モードと設定の変更を検討しましょう。

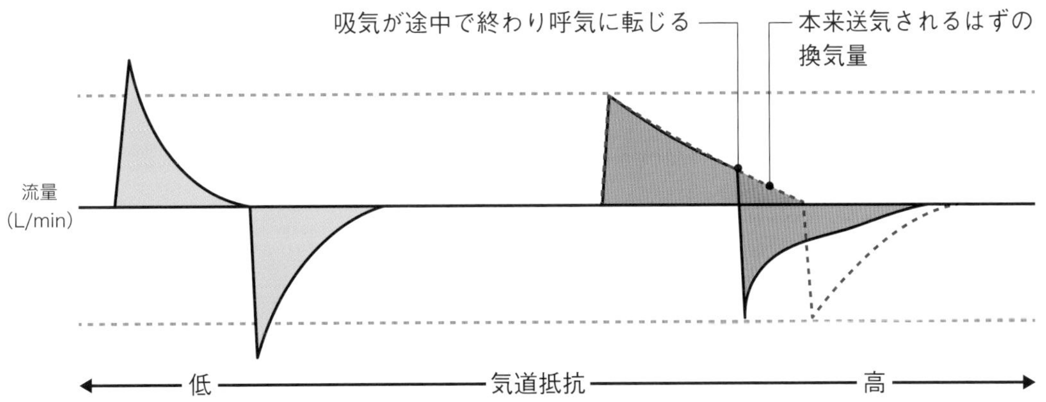

図 2：**気道抵抗のポイント**
気道抵抗が上昇すると、同じ一回換気量を送るのにかかる時間が増加する。

モードによる違い

人工呼吸器のモードは、基本的に強制換気とサポート換気をいつどのタイミングで行うかによって決定されます。そのため、換気量や換気回数が維持されやすいモードや、自発呼吸への依存度が高いモードなどがあります。

1. A／C

補助 - 調節換気（A/C）は、強制換気と換気回数を設定するため、自発呼吸の有無によらずに分時換気量は維持されやすいモードといえます。また、すべての換気が強制換気となるため**呼吸筋疲労を最も改善するモード**でもあります。強制換気は自発呼吸に同期しない調節換気と自発呼吸に同期する補助換気の 2 パターンで行いますが、分時換気量は換気回数と換気様式に応じた換気量に依存します。A/C を選択したことが原因で分時換気量下限アラームが発生する場合は、**アラーム設定が悪い、換気量設定が低い、呼吸回数が少ないにもかかわらず換気回数設定が少ない**といったことが考えられます。

2. SIMV ＋ PS

SIMV ＋ PS は、強制換気の回数が固定かつ設定回数以上の自発呼吸に対して PS を行うモードです。最低限の強制換気を残しつつ PS を行うことで自発呼吸との同調性を高めることが可能ですが、**呼吸筋疲労の回復効果では A/C モードに劣り、自発呼吸との同調性では持続気道陽圧（CPAP）＋ PS に劣ります**。SIMV ＋ PS を用いた人工呼吸器の離脱においても最も時間がかかるため、最近ではあまり用いません。

SIMV ＋ PS で分時換気量下限アラームが発生する主な理由は、**換気回数設定が少ない、PS の設定圧が低い**ことが挙げられます。

3. CPAP ＋ PS

CPAP ＋ PS はすべての換気が PS で行われるため、**最も同調性が高いモード**です。しかしあくまでサポートのみであるため自発呼吸が停止すれば換気を行いません。人工呼吸器の離脱トライアルを行う場合に用いられることが多いですが、**人工呼吸器導入期ではあまり用いません**。CPAP ＋ PS で分時換気量下限アラームが発生する理由は主に**患者**になります。自発呼吸が停止すれば実質換気停止となり、自発呼吸が減弱であれば十分なサポートが得られずに一回換気量が低下します。特に救急搬送されて挿管直後であればそれまでに発生している筋疲労を改善するためにも強制換気を重視したモードを選択します。

設定変更をどう考えるか

分時換気量は、呼気一回換気量と換気回数を掛け算したものなります。どちらか片方だけの調整で済むこともありますが、極端な設定を行うと逆に分時換気量を低下させることもあります。バランス良く調整を行いましょう。

1. 一回換気量

VCV では一回換気量の設定を見直します。一回換気量が単純に増加すれば、もちろん分時換気量も上昇するため分時換気量下限アラームの発生頻度は低下しますが、同時に気道内圧が上昇するため、安易に増やしても気道内圧上限にかかり結果として一回換気量が減少することもあります。通常であれば**6〜10mL/kg PBW（予測体重）**の範囲内、ARDSのような重症呼吸不全であれば**6〜8mL/kg PBW**の範囲に収まるよう回換気量を設定します。気道内圧が上昇する場合は、換気回数で補うような工夫が必要です。

2. 吸気圧

PCVでは吸気圧の設定を見直します。しかし吸気圧は肺コンプライアンスや自発呼吸の有無に影響を受けるため、変更後も呼吸状態の変化に併せて調整が必要となります。やはり一回換気量を6〜10mL/kg PBW（ARDSでは6〜8mL/kg PBW）程度となるよう設定します。

3. 換気回数

換気回数は、1分間に行う強制換気の回数を設定します。換気回数を増やせば分時換気量を増加させることは可能となりますが、増やしすぎると吸気時間不足や呼気時間不足となり逆に換気量が減少することもあります。

4. 吸気時間

吸気時間は、強制換気を行う際にどの程度時間をかけて送気を行うかを設定します。VCVであれば吸気時間が長くなると吸気努力に対して送気流量が減少し、短くなると最高気道内圧が上昇します。VCVで最高気道内圧が上昇して送気を中断している場合は、吸気時間を延長することで改善する可能性があります。PCVであれば吸気時間が長すぎると**ファイティング**を起こすことがあります。逆に吸気時間が短すぎると肺に空気が満たされる前に送気が停止することで、一回換気量が減少することもあります。特に気道抵抗の高い症例などでは注意が必要です（図3）。

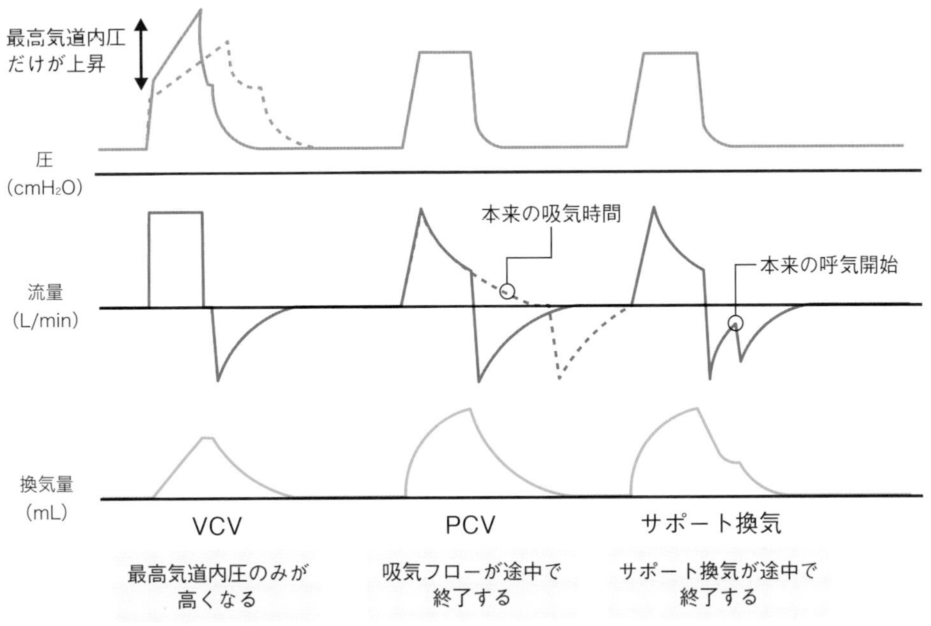

図3：吸気時間不足の代表的な波形

6 アラームが頻繁に鳴る患者（分時換気量下限アラーム）

コラム

一回換気量はどこで測る？

人工呼吸器の一回換気量は吸気と呼気でそれぞれ測定していますが、**吸気は計算値であり、呼気は測定値**の場合がほとんどです。では実際に患者の換気量を反映するのはどちらでしょうか？

正解は、**呼気一回換気量**です。吸気一回換気量はあくまで送った量であり、リークなどがあると送った量のうちいくらかはリークによって患者には送られません。しかし、呼気の換気量は患者が吐いた量なので少なくとも呼気換気量以上が患者には送られていることになります。そのため、**一回換気量アラームは呼気一回換気量をもとに発生**します。

実測体重と予測体重

人工呼吸器を装着した場合によく聞くのが**予測体重**（PBW）です。これは同じ体重であっても身長が異なれば肺の容量も異なることから、身長から計算した体重をもとにすることで適切な一回換気量を設定することができます。計算式は、**男性：50＋0.91×［身長（cm）－152.4］、女性：45.5＋0.91×［身長（cm）－152.4］**となっており自分で計算することもできますが、最近の人工呼吸器であれば身長と性別を入力すると現在の換気量が予測体重あたりどの程度入っているかを見ることができるので、ぜひ活用してみましょう。

石橋一馬

7

非同調による呼吸回数上限アラームの発生

CASE紹介

在宅で人工呼吸器を長期装着している患者が入院となりました。

○人工呼吸器設定

VCV-A/C、一回換気量：350mL、吸気時間：1.0 秒、換気回数：10 回 /min、酸素流量：2.0L/min です。pH：7.24、$PaCO_2$（動脈血二酸化炭素分圧）：75mmHg、HCO_3^-（重炭酸イオン）：32.1mmol/L

○血液ガス分析

家族からの聴取によると、もともと気管切開部から空気が漏れることがよくあるとのことで様子を見ていたところ、呼吸回数上限アラームが頻回に発生していました。しかしよく見ると、人工呼吸器の換気と患者の呼吸パターンが合っていないような気が……。

対応のポイント

1. まずは患者のバイタルサインに影響がないか観察しましょう。
2. 自発呼吸と機械換気のリズムを観察しましょう。

1 なぜ頻呼吸になっているかを考えてみよう

非同調とは

人工呼吸器は基本的に患者の自発呼吸の始まりを見つけて換気を開始しますが、それはある一定以上の吸気努力がなければ見つかりません。逆に自発呼吸が停止していても気道内圧の低下やフローの上昇を見つけると、自発呼吸が出現したと誤認識することもあります。同様に吸気の終了も、設定された時間もしくは吸気努力の低下を見つけて呼気に転じます。このタイミングはあくまでアルゴリズムに従っているだけなので必ずしも同調できるとは言えません。

鑑別すべきアラームの原因は？

1. オーバーセンス

オーバーセンスとは、正常な自発呼吸以外を誤認識することで呼吸回数以上に換気が行われること指します。回路内の結露や心拍動、回路の振動などを誤認識することもあります。人工呼吸器の送気のタイミングと患者の呼吸のタイミングを観察し、ずれていればオーバーセンスを疑います。

2. 頻呼吸

患者が頻呼吸となっている場合は、当然ですが呼吸回数上限アラームが発生します。頻呼吸となる要因はさまざまで、アシデミアを改善するための代償性のものや呼吸筋疲労、一回換気量不足を呼吸回数で補おうとしているなど、ほかにも不穏や痛みなどがあります。この場合、人工呼吸器の送気のタイミングと患者の呼吸のタイミングは一致しています。

何を観察するか

非同調の多くはグラフィックモニターを観察することで見つけることができます[1)]。明らかに異常な換気パターンを示すことが多いので、それぞれの特徴を覚えておきましょう（表1）[2)]。

表1：トリガー異常の要因と改善方法（文献2より改変）

トリガー異常	決定要因	治療戦略
効果のないトリガー	〔人工呼吸器〕 ・不適切な感度設定または感度機構の誤動作 ・吸気時間の延長 〔患者〕 ・呼吸筋の衰弱 ・神経駆動力の低下 ・動的過膨張（内因性 PEEP）	・感度の問題の調整／修正（フロートリガーは圧トリガーよりも高感度である） ・各モード（VCV、PCV、および PSV）の設定を調整して吸気時間を短縮する ・神経駆動抑制剤、鎮静薬、または筋弛緩薬を減らすか中止 ・過膨張を最小限に抑えるよう PEEP を設定し（内因性 PEEP より低い値）、PS レベルを低下させる（PSV モード）
ダブルトリガー	〔人工呼吸器〕 ・自己の吸気時間に対して吸気時間が短すぎる ・VCV の一回換気量が少ない	・吸気時間（VCV または PCV）を増やすか、ピークフロー（PSV）のサイクリング閾値パーセンテージを減らす ・深い鎮静 ± 初期の重症 ARDS での筋弛緩薬
リバーストリガー	・機械的膨張による筋肉の負担	・初期の重度の ARDS で鎮静、筋弛緩薬を減らす
オートトリガー	〔人工呼吸器〕 ・「過度の」感度 ・回路などシステムからリーク ・人工呼吸器回路内の結露など 〔患者〕 ・心臓活動による圧力または流量振動の伝達	・感度設定を最適化する ・リークを改善する ・結露などを除去する ・感度設定を最適化する

PEEP：呼気終末陽圧、ARDS：急性呼吸促迫症候群

1. ダブルトリガー

通常一回の自発呼吸に対して一回の換気補助が行われますが、換気量設定や吸気時間設定が不十分である場合、一回の呼吸に対して二回換気を行うことがあります。これをダブルトリガーといいます。一回の呼吸に対して二回換気を行うため、VCV では呼気換気量が 2 倍近くに増加し、二回目の換気時には気道内圧が非常に高くなることもあります。PCV や PS の場合は一回目の換気で必要換気量が満たされていることで二回目の換気量は少なくなります（図 1、2）ダブルトリガーの発生は人工呼吸器装着期間の延長に関連する可能性が示唆されています[3]。

2. リバーストリガー

自発呼吸がないタイミングで強制換気（調節換気）が行われると、**陽圧換気による刺激で横隔膜の収縮が誘発されることがあります**。患者のお腹の動きを見ていると吃逆のような反応を示していることが確認できます。この陽圧換気による横隔膜の収縮によって発生したフローを人工呼吸器が感知してしまうと、調節換気の直後に自発呼吸に同調した強制換気（補助換気）や PS が

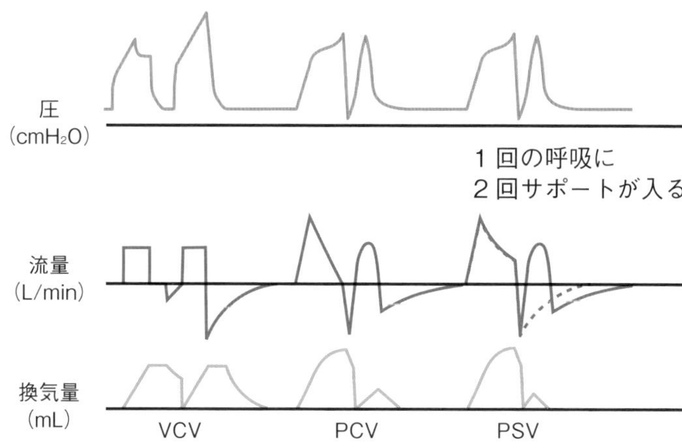

図 1：ダブルトリガー

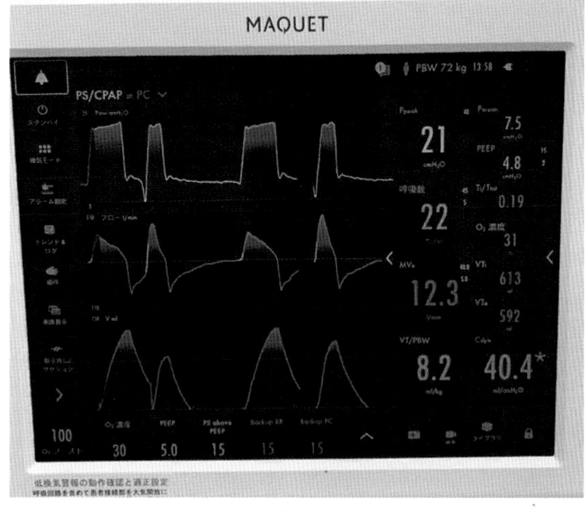

図 2：CPAP ＋ PS のダブルトリガー

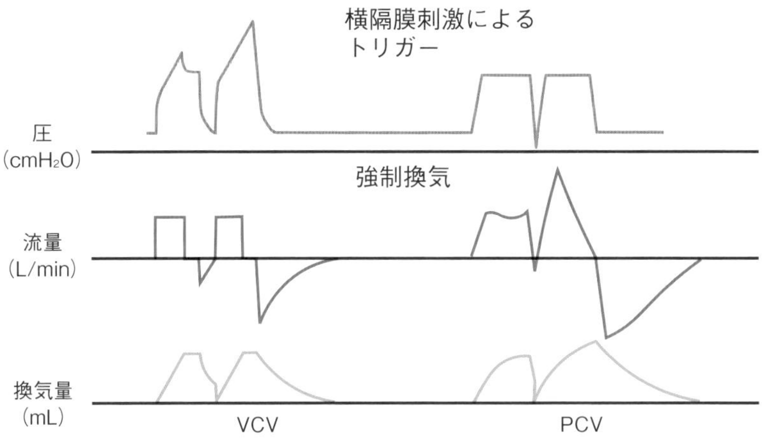

図3：リバーストリガー

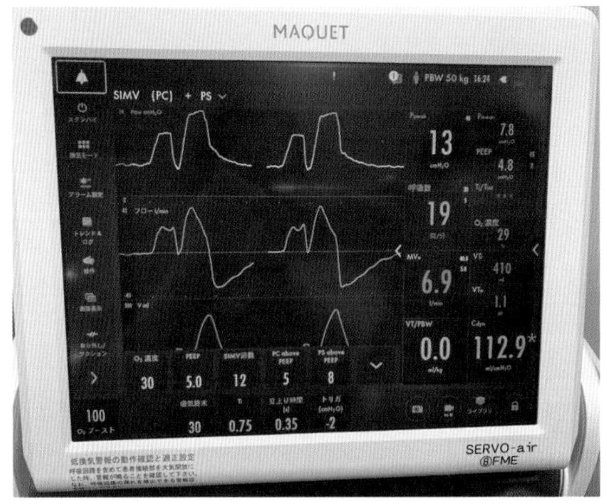

図4：SIMV＋PSのリバーストリガー

行われます。すでに一度強制換気が行われているため、ダブルトリガーと同様にVCVでは気道内圧の上昇、PCVでは二回目の換気量が少なめになります（図3、4）

3. オートトリガー

リーク

リークによる気道内圧の低下やフローを感知すると、誤って換気を行うオーバーセンスが発生します。換気回数は非常に多くなりますが、自発呼吸とは同期していないため換気効率は同調時と比較して低下するだけでなく、ファイティングを起こすことも多くなります。

さらにリークは自発呼吸を見逃すアンダーセンスを同時に発生させることも珍しくありません（図5、6、表2）。

リークが発生するとグラフィックモニター上に換気様式に応じた特徴が出現します。気道内圧やフロー波形の変化の観察は非常に難しいですが、換気量波形はほかの波形と比較してわかりやすくなっています（図7）。

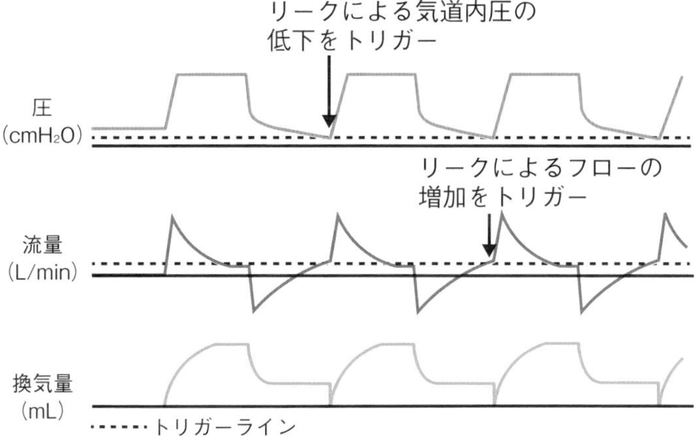

図５：リークによるオートトリガー

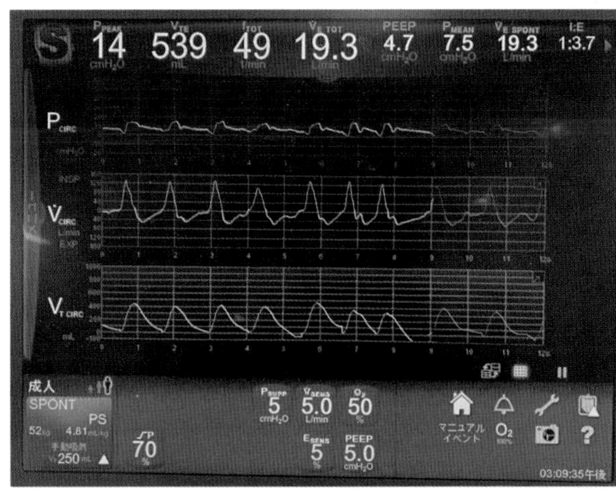

図６：実際のオートトリガー波形（CPAP ＋ PS）
・CPAP：持続気道陽圧
・フロー（流量）の増加をオーバーセンスしている。

表２：リーク波形のポイント

1. プラトー圧が下がる
2. 最大吸気流量が増加する
3. 吸気フロー（流量）が基線に戻らない
4. 最大呼気流量が低下する
5. 呼気換気量よりも吸気換気量のほうが多い
6. 呼気換気量が基線に戻らない

回路の振動など

回路内の結露や気管内分泌物の振動、自己心拍や大動脈内バルーンパンピング（intra-aortic balloon pumping；IABP）などの拍動が吸気トリガーレベルに到達すると発生します[4]（図８）。グラフィックモニターを観察すると気道内圧やフロー波形にノイズが生じているのがわかります（図９）。

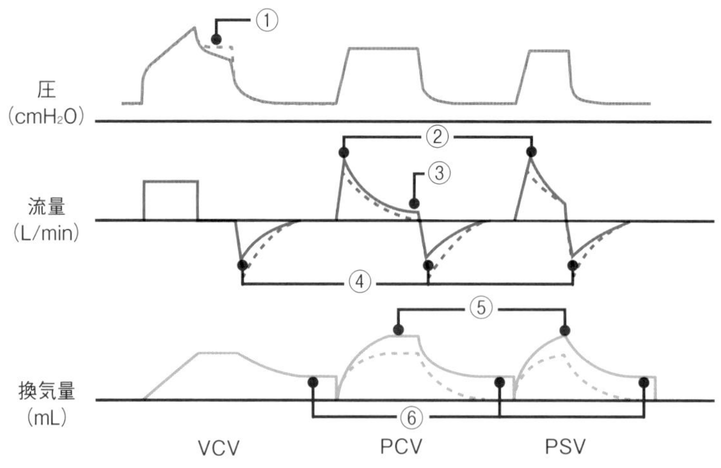

図7：**リーク波形のポイント**
①プラトー圧が低下する。
②最大呼気フローが増加する。
③呼気フローが基線に戻らない。
④最大呼気フローが低下する。
⑤呼気換気量が増加する。
⑥呼気換気量が減少して基線に戻らない。

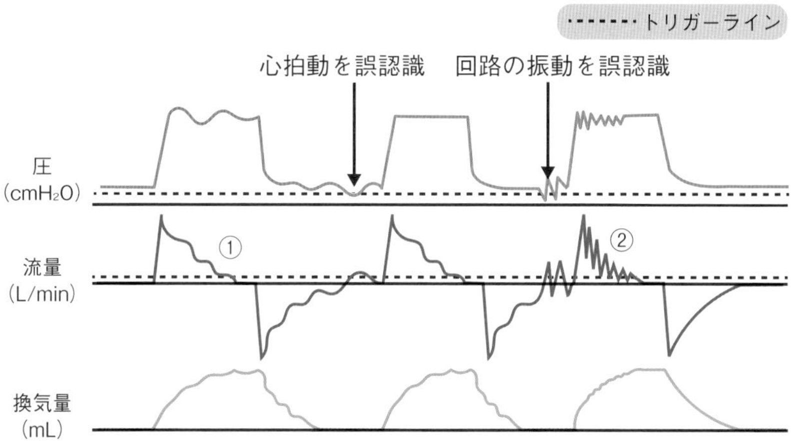

図8：**ノイズによるオートトリガー**
①回路に周期的な振動＝心拍動・IABP など
②不規則な振動＝回路内結露や気管内分泌物

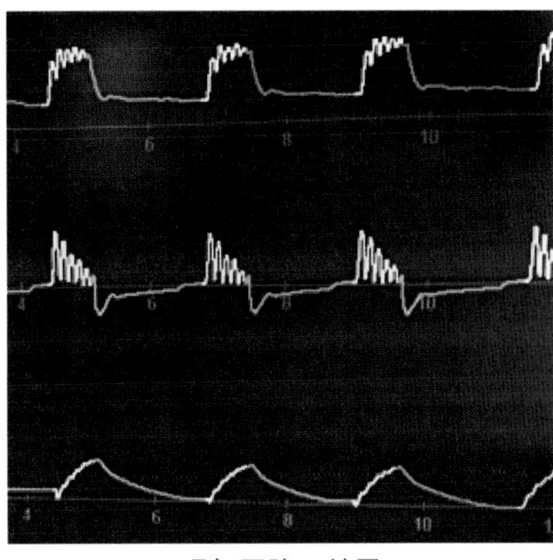

吸気回路の結露　　　　呼気回路の結露

図９：**実際の結露画像**
吸気もしくは呼気波形の一方のみに振動波が出る場合は、ほぼ結露

② 改善の方法を検討しよう

患者の呼吸と人工呼吸器の送気のタイミングを見ていると、全く同調していないように見えます。血液ガス分析データを見ると、呼吸性アシドーシスによるアシデミア状態となっています。原因を考えてみましょう。

何が考えられる?

通常であれば換気回数が増えれば反比例して $PaCO_2$ は低下しますが、本症例では $PaCO_2$ は上昇していることから有効な換気が得られていない可能性が示唆されます。また気管切開チューブ周辺からのリークが多いこと、自発呼吸と換気のタイミングが非同調となっていることからリークによるアンダーセンスとオーバーセンスの可能性が高くなります。特に VCV ではリークが発生すると実際の一回換気量が低下してしまうため想定よりも換気が行われないことも珍しくありません（図 10）。

③ 一つずつ対応していこう

カフリークを改善しよう

Ⅰ. 気管切開チューブ周辺からのリーク対策

まずカフ圧不足を疑いましょう。カフ圧計を用いてカフ圧を測定します。カフ圧は 20cmH_2O 未満では人工呼吸器関連肺炎（ventilator-associated pneumonia；VAP）の発生率が 4.23 倍上昇するとの報告[5]もあり、また 30cmH_2O 以上では浮腫や潰瘍の原因となる[6]とされ、推奨されるカフ圧は 20～30cmH_2O とされています[7, 8]。カフ圧の調整は必ずカフ圧計を用いて正確に行い

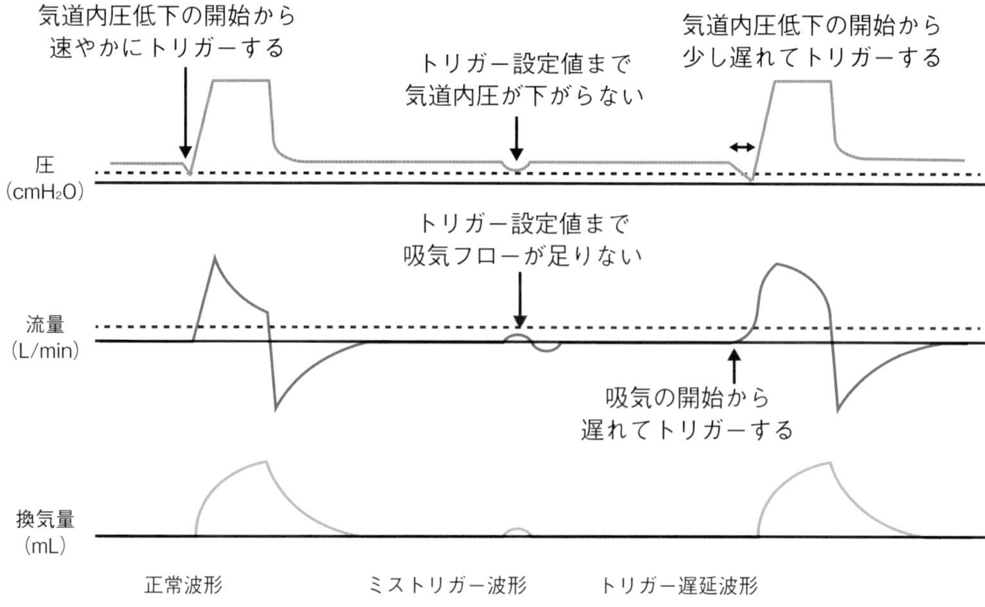

図10：アンダーセンスによる異常波形

ます。

2. 気管切開チューブのサイズを見直そう

カフ圧を調整してみてリークが改善しない場合、カフ径が小さい可能性があります。気管切開チューブのサイズとカフ径はある一定のサイズまでは比例して大きくなります。気管径が大きい患者に対して細径の気管切開チューブを使用している場合は、サイズアップすることで改善を期待できます。

3. 長期的なカフ圧管理を見直そう

入院中であれば看護師が定期的にカフ圧をチェックすることでカフ圧の維持は可能ですが、在宅では難しいこともあります。そういった場合にはカフ圧を自動で調整してくれるランツ付き気管切開チューブや自動カフ圧計を使用することで家族の負担を軽減しつつカフリークのリスクを軽減することができます。

設定を見直そう

1. オーバーセンス

吸気トリガー感度を下げることで、ノイズによる誤認識を減らすことが可能になります。ただし、感度を下げることによって患者の自発呼吸を認識しづらくなるため注意が必要です。

2. アンダーセンス

吸気トリガー感度を上げることで、自発呼吸を認識しやすくなります。しかし、感度を上げることで患者の自発呼吸以外を誤認識しやすくなります。

コラム

オーバーセンスとアンダーセンスは同時に起こることもある

オーバーセンスとは、吸気トリガーが過敏に反応し自発呼吸以外の刺激に対して換気を行うことで、それに対しアンダーセンスは自発呼吸に対して反応が遅れるトリガー遅延やトリガーそのものを行わないミストリガーなどがあります。一見するとこれらは真逆の反応で感度を上げることも下げることもできないように思えますが、その主な原因はリークです。リークによるフローの増加を自発呼吸と感知しながら、吸気努力がリークによってマスクされてしまい見つけることができなくなることは珍しくありません。アンダーセンスとオーバーセンスが同時に発生していればまずリークを疑いましょう。

文献

1) Nilsestuen, JO. et al. Using ventilator graphics to identify patient-ventilator asynchrony. Respir Care. 50 (2), 2005, 202-34.
2) Holanda, MA. et al. Patient-ventilator asynchrony. J Bras Pneumol. 44 (4), 2018, 321-33.
3) Thille, AW. et al. Patient-ventilator asynchrony during assisted mechanical ventilation. Intensive Care Med. 32 (10), 2006, 1515-22.
4) Sassoon CSh. Triggering of the ventilator in patient-ventilator interactions. Respir Care. 56 (1), 2011, 39-51.
5) Rello, J. et al. Pneumonia in intubated patients: role of respiratory airway care. Am J Respir Crit Care Med. 154 (1), 1996, 111-5.
6) Seegobin, RD. et al. Endotracheal cuff pressure and tracheal mucosal blood flow: endoscopic study of effects of four large volume cuffs. Br Med J (Clin Res Ed). 288 (6422), 1984, 965-8.
7) Blot, SI. et al. How to avoid microaspiration? A key element for the prevention of ventilator-associated pneumonia in intubated ICU patients. BMC Infect Dis. 14, 2014, 119.
8) Jaillette, E. et al. Optimal care and design of the tracheal cuff in the critically ill patient. Ann Intensive Care. 4 (1), 2014, 7.

石橋一馬

索 引

●読者の皆様へ

この度は本増刊をご購読いただき、誠にありがとうございました。Respica編集室では、今後も皆様のお役に立つ増刊の刊行を目指してまいります。つきましては、本書に関する感想・ご提案等がございましたら当編集室までお寄せくださいますようお願い申し上げます。

みんなの呼吸器 Respica 2023年夏季増刊（通巻251号）

動画だから"リアル"にわかる！

人工呼吸器の換気モードと設定変更

2023年6月10日発行
定価（本体3,200円＋税）
ISBN978-4-8404-8062-8

乱丁・落丁がありましたら、
お取り替えいたします。

Printed and bound in Japan

■編　　著　中根正樹
■発 行 人　長谷川 翔
■編集担当　小牧明子／鈴木陽子
■編集協力　中垣内紗世
■装　　幀　HON DESIGN
■イラスト　ホンマヨウヘイ
■発 行 所　株式会社メディカ出版
〒532-8588 大阪市淀川区宮原3-4-30 ニッセイ新大阪ビル16F
【編　集】 TEL 06-6398-5048
【お客様センター】 TEL 0120-276-115
【広告窓口／総広告代理店】 株式会社メディカ・アド TEL 03-5776-1853
【E-mail】 respcare@medica.co.jp
【URL】 https://www.medica.co.jp
■組　　版　株式会社明昌堂
■印刷製本　株式会社シナノ パブリッシング プレス